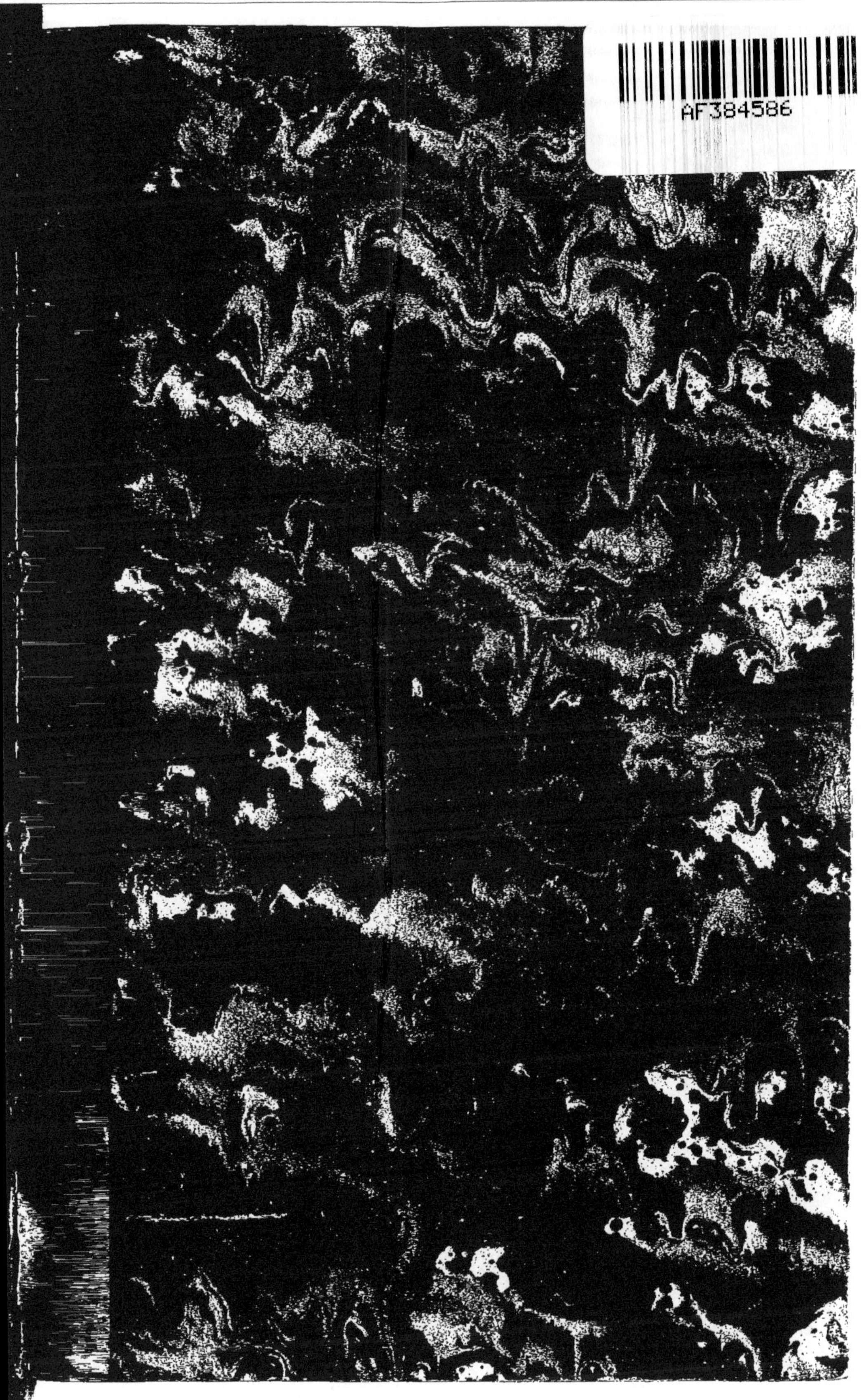
AF384586

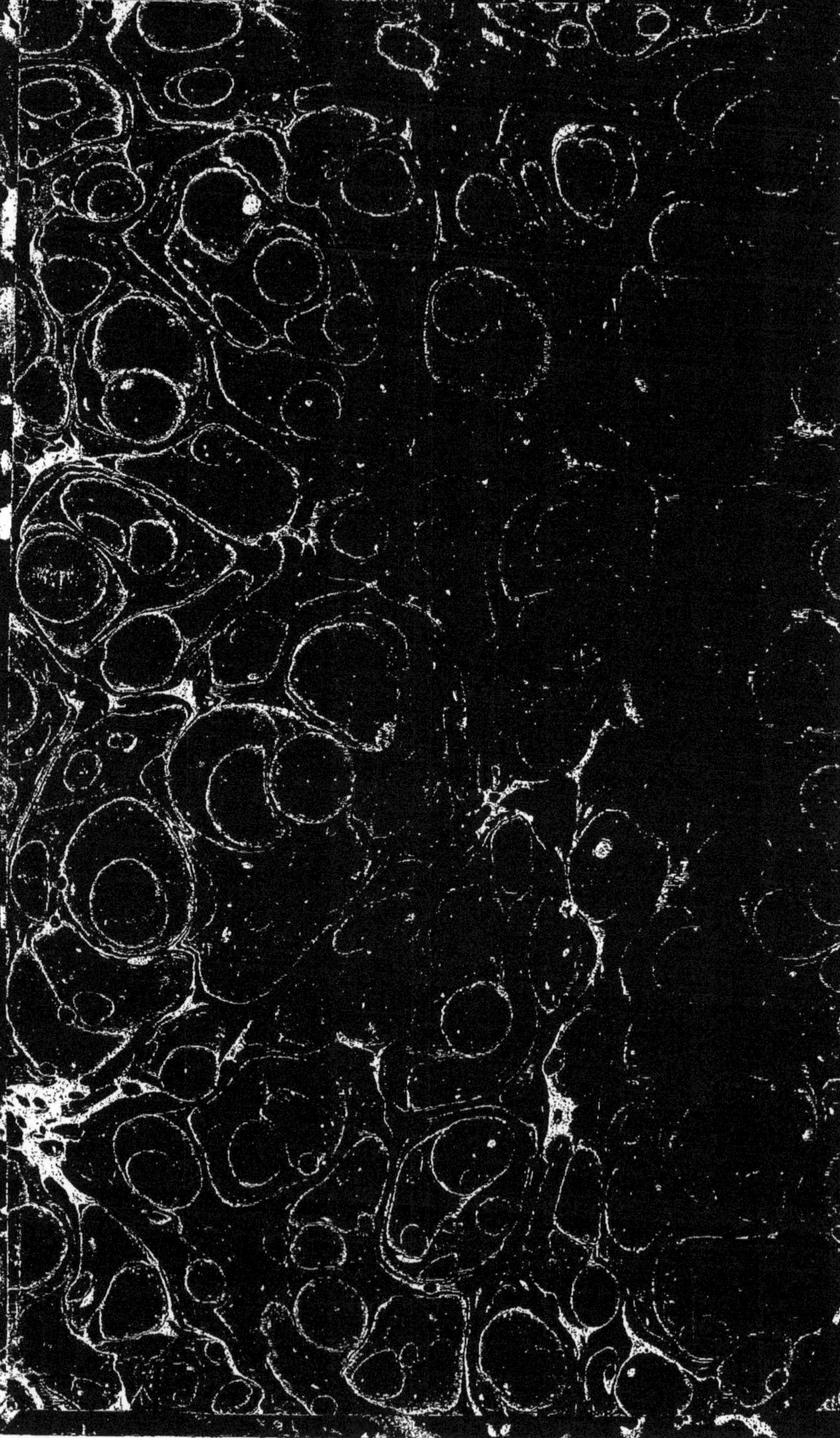

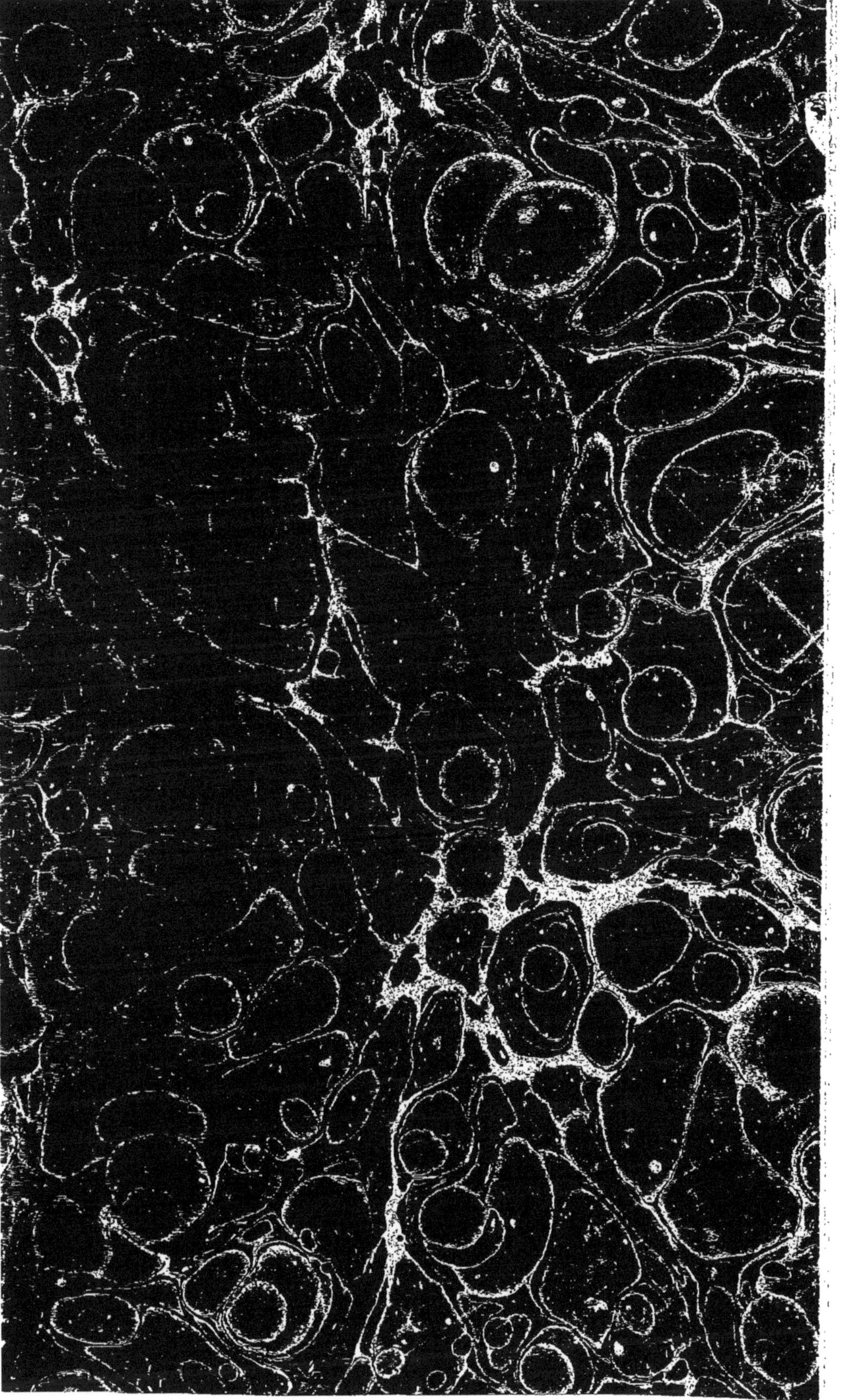

T.5.04.

T.2660.
[illegible]

SANADOU

OU

LE TRIOMPHE

DE

LA MÉDECINE PHYSIOLOGIQUE.

NISMES, DE L'IMPRIMERIE DE P. DURAND-BELLE.

SANADOU

OU

LE TRIOMPHE

DE

LA MÉDECINE

PHYSIOLOGIQUE,

SCÈNES HISTORIQUES EN TROIS PARTIES ;

SUIVIES D'UN

ESSAI SUR LA TONIPHOBIE MÉDICALE ;

Par M. Paul Grégoire,

Docteur en Médecine de la Faculté de Montpellier.

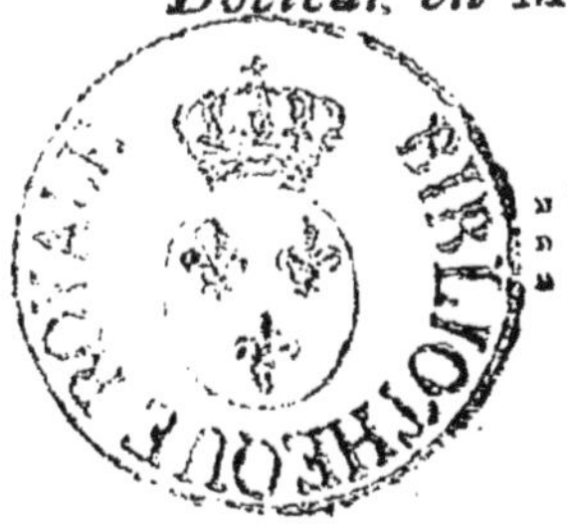

« C'est en flétrissant l'erreur, en faisant ressortir à tous les yeux
» le ridicule qui la caractérise , que l'on parviendra à dégoûter les
» lecteurs des ouvrages qui en portent le sceau , et à imposer silence
» à ceux qui seraient tentés de s'en constituer les défenseurs. »

BROUSSAIS , *Examen des doctrines médicales et des systèmes de
nosologie* , tom. I , préface , pag. XI.

À PARIS, chez GABON , libraire, rue de l'école de médecine , n.º 10.

A MONTPELLIER, chez le même libraire.

A NISMES , chez l'AUTEUR , rue de l'Arc de Dugras , n.º 7.

1829.

Les exemplaires qui ne seront pas revêtus de la signature de l'auteur seront considérés comme contrefaits.

AVANT-PROPOS.

Vous les avez entendus, mon cher lecteur, ces accens prophétiques qui ont si souvent promis à la *nouvelle doctrine médicale* le plus glorieux triomphe et l'immortalité... Hélas! peu s'en est fallu que ces prédictions magnifiques ne se soient changées en oracles trompeurs, et que de si brillantes destinées n'aient été pour toujours ensevelies dans le tombeau de l'oubli.

« Hé quoi! me direz-vous, pouvait-elle périr cette doc-
» trine dont *les bases inébranlables reposent sur une physio-*
» *logie éternelle* (1) ; pouvait-elle ne pas triompher par sa
» propre excellence, elle qui n'enseigne que des *vérités*
» *immuables* (2), qui ne donne que des *règles infaillibles*
» et qui ne commande que *l'admiration* (3) à tous ceux qui
» la professent? Eh! quel serait le mortel assez audacieux
» pour.... ! » Arrêtez, cher lecteur.... ; vous ne connaissez donc pas cette guerre impie qu'une troupe de *folliculaires*, d'*hommes sans talent*, de *plagiaires*, de *pillards*, de *cabaleurs*, d'*hypocrites*, d'*esprits faux*, d'*incendiaires* et d'*empoison-neurs* (4), a osé déclarer aux immortelles phalanges de la

---

(1) Voyez les Annales de la médecine physiologique, discours préliminaire.

(2) Ibid.

(3) Annales, tom. 4, annon. bibliog. pag. 14.

(4) Annales, tom. 3, pag. 312, 318 et 396. — Voyez encore les Annales, cahier d'avril 1824.

grande armée physiologique ? Déjà même le bruit s'est répandu qu'une lâche désertion avait éclairci nos rangs ; déjà, assure-t-on encore, l'infernale Discorde a semé la division parmi les braves qui sont restés fidèles ; et, s'il faut ajouter foi aux derniers bulletins des bandes ennemies, *l'infaillibilité* de notre grand Lama aurait été blessée à mort.

Je venais de recevoir ces affligeantes nouvelles, lorsque, je l'avouerai, pour ranimer mon courage abattu, j'ouvre avec empressement *l'Examen des doctrines médicales* ; mais à peine en eus-je lu quelques lignes, qu'une douce langueur, s'emparant peu à peu de mes sens, vint appesantir mes membres, et suspendre l'activité de mon âme ; déjà mes sensations émoussées arrondissaient tous les objets, et ne me présentaient plus que des images faibles et mal terminées. Dans cet instant, mes yeux, devenus inutiles, se fermèrent, et ma tête, n'étant plus soutenue par la force des muscles, pencha pour trouver un appui sur le dossier de mon fauteuil. Non, jamais Morphée avec tous ses pavots n'a procuré au voyageur fatigué d'une longue et pénible course un sommeil aussi profond, aussi délicieux.

Tout-à-coup je vois apparaître la fille aînée de la Doctrine physiologique. Son visage était rouge, tuméfié, tout couvert de sueur, et la vapeur abondante qui s'en dégageait, annonçait qu'il était le siège d'une chaleur brûlante (1) ; son nez, dont l'extrême pâleur contrastait singulièrement avec la vive rougeur du reste de la face, laissait couler continuellement un sang noirâtre et diffluent (2) ; les ganglions lymphatiques cervicaux quoique énormément tuméfiés n'étaient ni rouges, ni chauds, ni douloureux (3) ; enfin on remarquait à la lèvre supérieure, à l'aile du nez

---

(1) Inflammation.
(2) Hémorragie.
(3) Subinflammation.

et à la paupière inférieure droite des mouvemens convul-
sifs qu'accompagnaient parfois des cris plaintifs excessive-
ment aigus (1). A ces traits qui ne reconnaîtrait pas *l'IRRI-
TATION?* Elle court brusquement sur moi, et me saisissant
au collet, avec une extrême violence :

« Lâche, me dit-elle, est-ce ainsi que tu défends mes
» droits imprescriptibles et les intérêts sacrés de l'huma-
» nité? Ignores-tu ce qui se passe en ce moment dans la
» capitale du monde physiologique? Ne sais-tu pas que
» notre *immuable doctrine* vient d'être ébranlée jusque dans
» ses fondemens? Une poignée de misérables *Ontologistes*
» l'ont combattue avec tant de fureur, avec tant d'achar-
» nement, qu'un grand nombre de mes plus dévoués servi-
» teurs sont tombés sous leurs traits empoisonnés. Nos ad-
» versaires, enhardis par ce premier succès, viennent de
» nous attaquer avec autant d'audace que de perfidie jusque
» dans nos derniers retranchemens. Le dirai-je? le sanc-
» tuaire de la médecine physiologique a été souillé de leur
» hideuse présence!... Les barbares !... ils n'ont pas même
» respecté l'asyle des morts.... Les tables nécrologiques
» du Val-de-Grâce ont été sacrilégement enlevées, et,
» chose abominable, elles servent maintenant de trophée
» à nos plus cruels ennemis. »

En prononçant ces mots l'*IRRITATION* pousse un profond
soupir, et quelques larmes de sang s'échappent de ses yeux
enflammés.

« Faudra-t-il donc, reprit-elle alors, faudra-t-il que je
» renonce à l'immortalité qui m'a été si souvent et si so-
» lennellement promise? Non, le Destin a déjà prononcé....;
» ses arrêts sont inflexibles......; la doctrine physiologi-
» que triomphera.......; mais écoute : une ville du midi
» de la France a vu naître un de nos plus redoutables en-

---

(1) Névrose.

» nemis (1) ; c'est aussi d'une petite ville de la même con-
» trée que sortira celui qui doit nous assurer une gloire
» immortelle en venant prendre place dans nos rangs. ».

Elle dit, et aussitôt tous ses muscles s'étant contractés d'une manière effroyable, elle disparut à mes yeux.

Dans le même instant je crus entendre frapper chez moi à coups redoublés ; je m'éveille en sursaut ; je cours à ma porte : c'étaient deux jeunes gens dont l'un venait me prier d'écrire en sa faveur au chef de l'école physiologique. A son accent fortement méridional, je ne doutai pas que ce ne fût celui qui devait relever le courage abattu de nos frères en physiologie : je m'empressai de lui donner la lettre de recommandation qu'il me demandait, et vous allez voir, mon cher lecteur, comment il sut remplir les hautes destinées auxquelles il avait été appelé.

------

(1) M. le docteur Miquel, auteur des *Lettres à un Médecin de province*, est natif de Béziers.

SANADOU,

SCÈNES HISTORIQUES.

PERSONNAGES.

—————

SANGUISUGA,	Fondateur de la Médecine physiologique et professeur de clinique au Val-de-Grâce (1).
SANADOU,	Jeune officier de santé du département des Basses-Pyrénées.
FRANCŒUR,	Jeune docteur de la Faculté de Montpellier.
LARAMÉE,	Ancien caporal de grenadiers, actuellement infirmier au Val-de-Grâce.
UN MALADE.	

————————————————————

(1) Quelques personnes, singulièrement prédisposées à *l'Irritation*, ne manqueront pas de crier au scandale... en lisant les titres et qualités que nous donnons à *Sanguisuga*. Dans leur susceptibilité *physiologique* elles s'imagineront voir *un homme célèbre* méchamment travesti et entièrement couvert du manteau du ridicule dont il avait voulu affubler les autres. Pour nous, qui n'avons eu dans cet écrit d'autre intention que celle de faire ressortir la vanité de la *nouvelle doctrine médicale*, nous nous contenterons de dire à nos lecteurs : *Honni soit qui mal y pense.*

SANADOU

OU

LE TRIOMPHE

DE LA

MÉDECINE PHYSIOLOGIQUE.

PREMIÈRE PARTIE.

SANGUISUGA, SANADOU, FRANCŒUR.

Sanadou, accompagné de Francœur, arrive à Paris, se présente chez Sanguisuga et lui remet une lettre de recommandation.

SANGUISUGA.

Hé bien, mes amis, d'après la lettre que je viens de lire, vous paraissez désirer ardemment de vous instruire dans la médecine physiologique, la seule que doivent désormais cultiver les meilleures têtes et *les honnêtes gens*. Malheureusement vous avez déjà perdu un temps bien précieux à écouter les oracles trompeurs d'une école que j'appellerai volontiers *le sanctuaire de l'ontologie*. C'est là que vous avez reçu le germe de ces vieilles erreurs dé-

[12]

corées du titre pompeux de médecine d'observation ,
de médecine hippocratique à laquelle pourtant per—
sonne ne croit plus aujourd'hui. Et qui sait si ces
vieilles erreurs n'auront pas poussé dans vos jeunes
cœurs des racines d'autant plus profondes , que vous
les aurez accueillies sans examen et même avec un
religieux respect , par cela seul qu'elles sortaient de
la bouche de vos maîtres ? « Comme si le respect
» que l'on doit à ses maîtres pouvait être mis en
» balance avec les intérêts de la société... (1). »

Une fois parvenus à la hauteur de la médecine
physiologique vous mesurerez avec effroi toute l'éten-
due , toute la profondeur de l'abîme dans lequel vos
premières études médicales ont failli à vous préci-
piter pour toujours. Vous saurez alors que, plongés
dans les ténèbres de l'ontologie , vous auriez eu
des yeux et vous n'auriez point vu , vous auriez eu
des oreilles et vous n'auriez point entendu, vous auriez eu une langue et vous n'auriez point parlé : « car
» sentant le peu d'avantage que vous auriez eu sur
» vos confrères, vous vous seriez ménagés réci-
» proquement (2). » C'est ainsi qu'en contribuant à
perpétuer l'erreur vous auriez participé à la ruine
et à la destruction totale du genre humain.

---

(1) Examen des doctrines médicales , préface, pag. 3.
(2) Ibid., pag. 11.

SANADOU.

Qué dités-vous là, Monsiur lé Proféssur ! Vous mé faites trembler, vous mé faites vénir chair dé poule ! Moi, lé destructur dé tout lé genre humain !

SANGUISUGA.

Rassurez-vous, mon ami, « il n'en est pas ainsi
» des médecins vraiment physiologistes ; ils n'ont
» rien à risquer en obéissant à l'impulsion de leur
» conscience ; c'est-à-dire, en attaquant des erreurs
» et des préjugés trop respectés par leurs contem-
» porains (1). »

SANADOU.

Ah ! jé respire.... Hé bien, puisqué vous avez prouvé qu'un médécin né put obéir à l'impulsion dé sa conscience qu'en proféssant la doctrine physiologique, dés cé moment jé mé fais médécin physiologiste ; car, avant tout, jé vux être honnête homme, et, pour qué vous n'en doutiez pas, souffrez qué jé fasse la présente abjuration entré vos mains : (*tombant à genoux.*) *En face dé l'hôpital du Val-dé-Grâce, jé rénonce à l'ontologie, à Hippocrate et à ses uvrès, et jé fais profession dé croire en vous, Monsiur Sanguisuga, dé vous honorer, dé vous imiter pendant touté ma vie : ainsi*

---

(1) Examen des doctrines médicales, préface, pag. 11.

soit - il ! (*se relevant avec vivacité.*) Ténez, Monsiur lé proféssur, actuellément qué j'ai abjuré mes anciennes errurs, jé mé sens une force, un courage ! Qu'ils viennent mainténant tous les ontologistes passés, présens et à vénir, jé saurai bien moi sul les méttre à la raison ; vous n'avez plus bésoin dé vous en méler ; jé mé fais fort dé les terrasser tous.

SANGUISUGA.

Admirables effets de la doctrine physiologique ! Je l'avais bien prévu... « Oui, j'ai toujours compté
» sur son succès, parce qu'elle me paraît devoir né—
» cessairement triompher par sa propre excellence.
» Ce qui m'a inspiré cette confiance, c'est que j'ai
» constamment observé que, parmi les jeunes gens
» à qui je l'ai développée, ceux qui sont remar
» quables par la rectitude de leur jugement, l'ont
» saisie avec avidité, et en ont fait dès lors leur
» unique moyen d'instruction et la règle de leur
» conduite en médecine (1). »

FRANCŒUR.

Je ne sais, Monsieur le Professeur, si j'aurai assez de *rectitude dans le jugement pour saisir avec avidité tous les principes de votre doctrine, et pour en faire dès lors mon unique moyen d'instruction.*

---

(1) Examen des doctrines médicales, préface, pag. 8.

Quoi qu'il en soit, j'ose vous prier de me permettre d'exposer mes doutes avec cette liberté d'expression qui doit être l'âme de toute discussion scientifique, à en juger surtout par le fréquent usage que vous en avez fait vous-même dans l'examen critique des auteurs, soit de ceux qui vous ont précédé, soit de vos contemporains.

SANGUISUGA.

Vous pouvez, Monsieur, parler avec liberté pourvu néanmoins « que vous vous exprimiez avec décence » et que vous vous absteniez de toute personnalité « sur les mœurs ou sur les habitudes sociales de » vos adversaires (1). »

FRANCŒUR.

C'est un précepte auquel je n'ai jamais manqué, et je défie qui que ce soit de me convaincre d'avoir dit d'un confrère, qui n'aurait pas pensé comme moi, qu'il était un *plagiaire....*, un *pillard....*, un *folliculaire....*, un *écrivain parasite....*, un *libelliste accessible à de viles passions....* ; qu'il eût composé un *libelle insensé....*, un *effroyable libelle....*, un *tissu de bassesses et d'iniquités....* ; qu'il eût montré la *plus stupide indécence....* ; que ses principes menassent à des conséquences *qui font horreur....* ; qu'un de ses amis est comme lui un *pillard*, un *cabaleur*, un

---

(1) Examen des doctrines médicales, préface, pag. 11.

écrivain parasite et, de plus, un *impertinent....*, un *homme éhonté....*, qu'il ressemble *à un baudet chargé de reliques*, etc., etc. Bien plus, je n'ai pas même à me reprocher d'avoir dit qu'un ouvrage fabriqué avec de pareilles expressions fût un *travail fort de style et surtout de logique* (1). Mais je reviens à ce qui doit faire le sujet de nos entretiens.

Après avoir terminé mes études scolaires, j'ai senti le besoin de me livrer à un examen approfondi sur les diverses doctrines qui se partagent aujourd'hui le monde médical, afin d'adopter celle qui me paraîtra la plus raisonnable, ou de ne prendre de chacune d'elles que ce que je croirai de plus conforme à l'expérience et à l'observation. Cependant, je l'avouerai, l'embarras, où se trouve un jeune médecin qui veut fixer son opinion sur cet objet, est extrême. Naturellement porté à regarder comme autant d'oracles tout ce qui sort de la bouche de ses maîtres ; parce qu'en eux il voit de vastes connaissances réunies à une longue expérience et à une masse imposante de faits qui se sont passés sous ses yeux, ce n'est que d'un pas timide qu'il s'éloigne de ceux qui lui ont donné les premiers élémens de son instruction médicale. Mais ensuite, livré à lui-même, dévoré du désir de connaître tous les genres de perfectionnement

---

(1) Voy. la Gazette de santé, du 5 juin 1825.

d'un art dans l'exercice duquel il voudrait se distinguer, entraîné par le charme de certaines spéculations qui, pour être séduisantes, n'en sont pas moins gratuites, il met bientôt en doute tout ce qu'il regardait auparavant comme autant d'articles de foi. Des faits contradictoires à ceux qu'il a observés lui-même, sous les yeux de ses anciens maîtres, viennent lui prouver qu'il est dans l'erreur ; que tout ce qu'il a appris jusqu'ici doit être mis au rang des faussetés, des absurdités ; sa pauvre tête n'y tient pas ; il veut raisonner, il se perd. Enfin, il arrive souvent ou qu'il embrasse aveuglément les idées à l'ordre du jour, ou qu'il devient tout-à-fait incrédule en regrettant le temps qu'il a employé à l'étude d'un art qui n'est plus, à ses yeux, qu'un tissu de conjectures plus ou moins trompeuses.

Pour tâcher d'éviter ce double écueil, je me suis décidé à venir à Paris. J'ose espérer que je trouverai auprès de vous, Monsieur, tous les renseignemens dont j'ai besoin pour fixer mon opinion sur la doctrine dont vous vous déclarez l'inventeur. Aidé de vos lumières, je parviendrai peut-être à voir clairement ce que je ne puis bien comprendre aujourd'hui, et, si ma conviction est entière, quels que soient mon respect et mon attachement pour mes anciens maîtres, soyez assuré que *je ne les mettrai jamais en balance avec les intérêts de la société.*

Et d'abord vous avez parlé de *l'ontologie* ; voudriez-vous bien me dire quel est le sens que vous

attachez à ce mot ? car je l'ai vu appliquer à tant
d'objets divers, que je ne sais plus quelle significa-
tion il doit avoir dans la vraie médecine physiologique.

SANGUISUGA.

Très-volontiers, Monsieur; il est même indispensable
que vous connaissiez parfaitement la véritable accep-
tion de ce terme, que je considère comme le pivot
le plus important de la grande machine physiologique.

Vous saurez donc que « l'ontologie consiste à
» prendre des groupes de symptômes pour des ma-
» ladies, sans les rapporter aux organes dont ils
» dépendent, ou bien en les rapportant aux or-
» ganes sans avoir bien déterminé la nature de
» l'aberration physiologique de ces derniers. Ces
» groupes de symptômes , ainsi considérés, ne sont
» que des abstractions métaphysiques qui ne re-
» présentent point un état morbide constant, in-
» variable, et dont on soit assuré de retrouver le
» modèle dans la nature ; ce sont donc des entités
» factices, et tous ceux qui étudient la médecine
» par cette méthode sont des *ontologistes....* Con-
» sidérer les entités morbides factices comme des
» puissances malfaisantes qui agissent sur les or-
» ganes et les modifient en y produisant tel ou tel

» désordre, c'est prendre les effets pour les causes ;
» c'est faire de l'ontologie (1). »

» Au reste, il est bon que vous sachiez encore
» que la découverte de cette ontologie médicale,
» qui s'opposait depuis le commencement des siè-
» cles à ce que la médecine figurât au rang des
» sciences, est ma propriété ; je n'en ai trouvé le
» germe dans aucun ouvrage (2). »

FRANCŒUR.

Je conçois sans peine que vous n'ayez trouvé le
germe de cette découverte dans aucun ouvrage, je
suis même bien persuadé que personne au monde
ne s'avisera de vous la disputer ; car, à vous parler
franchement, je crains bien que l'ontologie, telle
que vous venez de la dépeindre, n'existe nulle part ;
et alors qui voudrait courir après la découverte
d'une chimère ? Ce qu'il y a de bien certain, c'est
qu'à la faculté de Montpellier, que vous appelez le
sanctuaire de l'ontologie, on ne nous a jamais en-
seigné que des groupes artificiels de symptômes,
que des entités factices, en un mot, que des abstractions métaphysiques fussent des maladies. Ces
dernières nous ont toujours été représentées comme
des altérations des solides et des fluides, comme
des modifications des corps vivans, qui ont pour

---

(1) Examen des doctrines médicales , propositions
CDLXIII et CDLXIV.

(2) Examen des doctrines médicales , pag. 7 , préf.

effet de produire ordinairement tels ou tels groupes de symptômes. Pour ce qui est de la détermination précise et rigoureuse de la nature et du siége de certaines maladies, j'avoue qu'au Ludovicée on est un peu moins tranchant qu'au Val-de-Grâce. Là on remarque seulement que des symptômes différens supposent des causes essentielles différentes, bien que ces dernières nous soient inconnues; et l'on se contente d'employer, contre ces causes ou contre leurs produits, les moyens dont l'expérience a le mieux constaté l'efficacité. Est-ce là de l'ontologie ? Mais pour *considérer des entités morbides factices comme des puissances malfaisantes qui agissent sur les organes et les modifient en y produisant tel ou tel désordre*, il faut non seulement être assez peu pourvu de jugement *pour confondre les effets avec les causes*, mais encore avoir son cerveau bien malade. Aussi je pense que ce n'est guères qu'à Charenton qu'on pourrait raisonnablement espérer de voir faire de l'ontologie. Or, y a-t-il de la justice, je dirai même de la décence, à mettre de pareilles hallucinations sur le compte de tous les médecins qui ne partagent pas vos idées ? Ne semble-t-il pas que vous ayez voulu dire :

Nul n'aura de l'esprit hors nous et nos amis ?

Et, puisque la médecine physiologique *devait nécessairement triompher par sa propre excellence*, n'auriez-vous pas dû vous dispenser de chercher à procurer son triomphe , en prêtant aux médecins , qui ne la suivent pas, des idées qu'ils seront bien éloignés d'avoir tant que l'*irritation* n'ira pas se loger *dans leur cerveau* ? Au surplus, avant d'être médecin physiologiste , vous étiez nécessairement ontologiste ; auriez-vous eu le malheur d'avoir pris alors des abstractions métaphysiques pour de véritables maladies ? et , semblable au chevalier de la Triste-Figure , considérant ces entités factices comme autant de génies malfaisans, les auriez-vous combattues à outrance avec *la manne et le séné, les mirobolans et le catholicon double, le suc de cloporte et l'opiat de Salomon* (1)? Dans ce cas même, pourriez-vous accuser tous les médecins de ne voir réellement aujourd'hui que ce que vous avez cru voir vous – même dans un temps de prestige et d'erreur ?

J'ose espérer, Monsieur le Professeur , que vous fermerez les yeux sur la vivacité de mes observations en considération du motif qui y a donné lieu.

---

(1) Voy. le cahier de mars des Annales physiologiques, dans lequel M. Broussais demande aux pharmaciens, s'il n'est pas vrai que la manne et le séné , les mirobolans et le catholicon double , le suc de cloportes et l'opiat de Salomon ont moins de débit aujourd'hui qu'autrefois.

SANGUISUGA.

Je veux bien, Monsieur, ne pas m'arrêter à de semblables bagatelles qui, au foud, ne sauraient porter la moindre atteinte à la vérité et à l'excellence de ma doctrine ; « car elle repose sur des » bases inébranlables (1). D'autres avant vous ont » voulu la critiquer ; mais, pendant qu'ils discu » taient sur des questions que la plupart n'enten » daient qu'à demi, je continuais d'en développer » les principes, et de la soumettre sans cesse au » creuset de l'expérience devant une foule de té » moins. C'est de là que les vérités dont elle brille » se sont répandues dans le commerce social, et » se sont introduites parmi les médecins; aussi a-t » elle acquis désormais un caractère indélébile (2). »

SANADOU.

Oui, et cent millé fois plus indélébile qué l'encre dé la pétite vertu !

SANGUISUGA.

Pour jeter les fondemens de cet immortel édifice, « il s'agissait d'étudier l'excitation dans les dif » férens organes; mais, pour le faire avec succès, » il fallait posséder une anatomie physiologique. » Celle de Bichat pouvait seule me servir de base :

---

(1) Examen des doctrines , préf. pag. 12.
(2) Ibid. pag. 4 et 12.

» je me suis donc efforcé de rattacher les phéno-
» mènes de la vitalité aux différens systèmes or-
» ganiques qu'il nous a fait connaître : *Tanta molis*
» *erat !* Je me suis dit : Si tous les tissus ont une
» action particulière, cette action est susceptible
» d'aberration, et c'est en cela que doit consister
» toute la pathologie (1) ».

FRANCŒUR.

Ainsi, dans votre cadre pathologique, vous ne tenez aucun compte des fluides auxquels vous refusez sans doute tout principe d'énergie indépendant de l'action des tissus organiques. Cependant une saine physiologie peut-elle nier l'existence des forces vitales dans les fluides, lorsqu'on voit, comme l'a fort bien fait remarquer un estimable professeur de Montpellier, que les organes les plus solides ont commencé par être fluides, et que, dans son principe, le corps vivant n'a été qu'une très-petite quantité de matière liquide ? Bien plus, l'observation clinique, parfaitement d'accord avec la physiologie, ne vient-elle pas, selon la remarque du même professeur, vous démontrer la vitalité des fluides par ces altérations profondes qu'ils reçoivent quelquefois de l'impression d'agens physiques ou moraux, et qui sont trop soudaines pour qu'on puisse avoir recours, dans leur explication, à l'in-

---

(1) Examen des doctrines médicales, préf. pag. 6.

termédiaire de l'action des solides qui n'en sont que peu ou nullement affectés (1) ? D'après cela, ne puis-je pas aussi me dire : Si les fluides ont des propriétés particulières, ces propriétés sont susceptibles d'altération : conséquemment, *toute la pathologie ne doit pas consister uniquement dans l'aberration de la force vitale des solides ?*

SANGUISUGA.

Je vois bien, Monsieur, que vous êtes « imbu de « toutes les pauvretés dont la médecine antique » était souillée, puisque vous soutenez un système » né de l'observation la plus grossière, qui a été » fortifié par l'ignorance de la structure et des fonc- » tions des organes, et perpétué par l'esprit de » routine et de servilité, l'humorisme enfin. A » ce mot, qui rappelle une des erreurs les plus » anciennes et les plus funestes (2) », ne frémissez- vous pas ?

SANADOU.

Hé si, jé voudrais bien frémir, moi ; mais jé sens qu'il mé manque encore un tant soit pu dé physiologie pour lé faire comme il faut ; put-être qué çà viendra pétit à pétit.

---

(1) Voy. M. Caizergues, des Systèmes en médecine, etc. pag. 41 et 42.

(2) Dictionnaire abrégé des sciences médicales, tom. 9, pag. 199.

SANGUISUGA.

« Il est vrai que l'empire de cette erreur s'af-
» faiblit de jour en jour ; et pourtant on la retrouve
» depuis Tornéo jusqu'à Ceylan ; elle a fait le tour
» du globe. On la retrouve chez les vieux peuples
» de l'Europe, comme chez les peuplades plus ré-
» centes des terres nouvellement découvertes. C'est
» un des premiers pas de l'esprit humain ; et qui
» ne sait que tous ses premiers pas sont marqués
» par des erreurs (1) ? »

FRANCŒUR.

Si nos pères, dans l'espace de trois mille ans, n'ont
pu faire qu'un premier pas en médecine, et que ce pas
ait eu pour résultat une des erreurs les plus funestes,
que sont, auprès de vous, Monsieur, tous ces hommes
de génie que la nature semblait s'efforcer de produire à des époques plus ou moins éloignées, pour
illustrer l'art de guérir, et qu'un bon nombre de
médecins, imbus de ce que vous appelez *les pauvretés de la médecine antique*, s'obstinent encore
aujourd'hui à regarder comme des modèles à suivre
dans la pratique de leur art ? Hippocrate, Bail-
lou, Sydenham, vous n'avez été guidés que par
l'esprit de routine et de servilité ; vous avez perpétué l'humorisme ; vous avez propagé une des

----

(1) Dictionnaire abrégé des sciences médicales, tom. 9,
pag. 199.

erreurs les plus funestes au genre humain ; que n'avez – vous pas à vous reprocher ! Quel nombre prodigieux de victimes , puisque vos erreurs ont fait le tour du globe ! Aussi, du haut de l'autel , sur lequel la reconnaissance publique de tant de siècles vous avait placés , les foudres du Val-de-Grâce vous précipitent aujourd'hui dans le tombeau de l'oubli : heureux encore si vos écrits, qu'on avait jadis la sottise de croire immortels , ne sont pas un jour condamnés à être brûlés sur la place de Grève par la main du bourreau ! Et vous, M. Sanguisuga , vous qu'on peut désormais appeler à juste titre le Sauveur des hommes , quelle gloire ne vous est pas réservée ! Vous avez apparu comme un Dieu tutélaire au – dessus du *chaos médical ;* considérant *cet amas informe de vérités et d'erreurs* (1), vous avez séparé la lumière des ténèbres ; vous avez dit : *Fiat lux !* et la lumière s'est faite !!! Au milieu de toutes ces théories mensongères, qui ont si long-temps couvert le monde entier d'un voile funèbre, il n'appartenait qu'à vous de dire : Je suis la vérité et la vie : *Ego sum veritas et vita.*

Telles sont du moins, Monsieur, si je ne me trompe, les conséquences que l'on peut rigoureusement déduire des assertions consignées dans vos ouvrages et dans ceux de vos nombreux disciples.

____

(1) Examen des doctrines médicales , préf. pag. 8.

SANGUISUGA.

Je me mets peu en peine des conséquences que l'on peut déduire de mes opinions médicales. Si j'ai été forcé, par ma conscience, de déverser le blâme sur les auteurs anciens ou contemporains, il était juste aussi que je fisse connaître toute la part que j'avais à la création de la médecine physiologique, « la seule vraie, la seule raisonnable » et hors de laquelle il n'y a point de salut (1). » Au surplus, c'est au lit des malades que je veux vous convaincre ; c'est dans les salles de clinique du Val-de-Grâce que vos yeux, j'ose l'espérer, s'ouvriront à la lumière. Non, vous ne résisterez pas aux miracles physiologiques qui vont s'opérer devant vous; j'en jure par la Gastro-Entérite !

SANADOU.

Pour quant à moi, Monsiur lé Proféssur, jé suis déjà plus qué convaincu ; mais cé Monsiur Francur....., tant vaut-il qué jé vous lé dise : jé crains bien qu'avec tous vos miracles vous né lé convertissiez pas. C'est un homme plus incrédule encore qué Saint Thomas. Ténez, si vous vouliez lui faire accroire *qu'il est nuit en plein midi*, hé bien, vous lui préchériez jusqu'à l'année prochaine qu'il né lé croirait pas.

---

(1) Voyez la lettre d'envoi d'un article de M. Fabre, insérée dans les Annales de la médecine physiologique, cahier d'avril 1828.

SANGUISUGA.

C'est ce que nous verrons plus tard. Adieu, Messieurs, à demain. Je vous attends au Val-de-Grâce, à l'heure de ma visite.

SECONDE PARTIE.

SANGUISUGA , SANADOU , FRANCŒUR , LARAMÉE, UN MALADE.

SANGUISUGA.

Nous voici , Messieurs , dans la *salle des gas-tro-entérites* , qu'on appelait autrefois très-improprement *salle des fiévreux*. Je dis très-improprement, car je vous prouverai jusqu'à l'évidence que la fièvre est une chimère , et qu'elle ne peut pas exis-ter , telle du moins qu'on la concevait avant moi.

Depuis que j'ai découvert que les divers groupes de symptômes, auxquels on donnait autrefois le nom de fièvres essentielles , n'étaient et ne pouvaient jamais être que le produit de l'irritation de la membrane muqueuse de l'estomac et des intestins, il a été indispensable de proscrire la *fièvre* , cet être mystérieux et toujours invisible , pour la remplacer par la *gastro-entérite* , qu'avec un peu de physiologie tout le monde peut voir de ses yeux, toucher de ses mains et même entendre de ses propres oreilles ; car, nous médecins physiologistes , nous entendons très-bien *les cris des organes souf-frans.* Bien plus, quand l'estomac supporte ses souf-frances sans crier , s'il fait le moindre signe de détresse au cerveau ou à tout autre organe voisin, ce signe ne nous échappe jamais; il est pour nous l'avis officiel de l'irritation de la muqueuse gas-trique, et nous pouvons toujours prononcer avec certitude qu'il y a gastro-entérite.

SANADOU.

Monsiur lé Proféssur, voilà sans contrédit une admirable découverte et pour laquelle vóus né fé-riez pas mal dé démander un brévét d'invention! Mainténant au moins jé sérai à mon aise; car rien né m'embarrassait, tant qué ces coquines dé fiévres auxquelles jé n'entendais rien. Aussi *la rectitude dé mon jugément* mé portait souvent à penser qué la fiévre né dévait pas exister, puisqu'on né pou-vait jamais ni la voir ni l'entendre.

SANGUISUGA.

Je regarde, en effet, cette importante découverte comme mon plus beau titre à la gloire, titre que per-sonne ne peut me contester « et qui m'appartient exclu-
» sivement, puisque tous les auteurs ont méconnu la
» gastro-entérite, lorsqu'elle est sans douleur locale,
» et même lorsqu'il s'y trouve des douleurs, les re-
» gardant toujours comme un accident. Les auteurs
» ont bien quelquefois dit que certaines fièvres dé-
» pendaient d'une inflammation des organes di-
» gestifs; mais ils n'ont jamais dit que les fièvres
» prétendues essentielles ne pussent avoir une
» autre cause; jamais qu'elles fussent produites par

» le même mécanisme que la fièvre des pneumonies;
» jamais enfin qu'il n'y en eût point d'essentiel-
» les (1). »

Or ce qui prouve évidemment l'erreur de tous
mes devanciers, c'est que « toutes les causes mor-
» bifiques agissent localement, et que, par consé-
» quent, il ne peut point y avoir de maladies générales;
» que la membrane muqueuse gastrique est le point
» de l'organisme sur lequel aboutit l'action de
» toutes les causes morbifiques ; que toutes ces
» causes irritent directement ou sympathiquement
» la membrane muqueuse gastrique ; que, dans la
» presque totalité des maladies qu'ils appelaient fiè-
» vres, il y a des symptômes locaux non équivo-
» ques d'irritation de l'estomac et de l'intestin
» grêle, ce qui ne permet pas de méconnaître la
» gastro-entérite ; que les symptômes sympathiques ,
» à défaut de symptômes d'irritation gastrique, dé-
» montrent évidemment, quoique indirectement,
» l'existence de la gastro-entérite dans toutes ces
» maladies ; que les symptômes adynamiques et
» ataxiques sont dûs à l'irritation ; qu'après la mort
» on trouve toujours des traces de gastro-enté-
» rite ; enfin, que les moyens anti-phlogistiques ,
» spécialement dirigés vers l'estomac et les intestins,
» réussissent mieux que tous les autres dans le

____

(1) Examen des doctr., propositions CXXXIX et CXL.

» traitement des fièvres (1). » Donc la fièvre est
une chimère, donc elle ne peut pas exister.

FRANCŒUR.

Ce raisonnement est on ne peut plus concluant;
et la solidité des preuves dont vous l'avez étayé doit
être incontestable pour tout homme disposé à vous
croire sur parole. Mais s'il arrivait qu'un incrédule
soutînt « que toutes les causes des maladies qu'il
» appelle fièvres n'agissent pas localement, et que,
» par conséquent, il peut y avoir des maladies
» générales ; que la membrane muqueuse gastri-
» que n'est nullement le point de l'organisme sur
» lequel aboutit l'action de toutes les causes mor-
» bifiques ; que la plupart de ces causes n'irritent
» ni directement, ni sympathiquement la mem-
» brane muqueuse gastrique ; qu'il s'en faut bien
» que, dans la presque totalité des fièvres, il y ait
» des symptômes locaux non équivoques d'irrita-
» tion de l'estomac et de l'intestin grêle; que les
» symptômes sympathiques, à défaut de symptô-
» mes d'irritation gastrique, ne démontrent point
» évidemment ni même indirectement l'existence
» de la gastro-entérite dans toutes ces maladies ;
» que les symptômes adynamiques et ataxiques ne

____

(1) Dictionnaire abrégé des sciences médicales, tom. 7,
pag. 384.

» sont pas toujours dûs à l'irritation , et qu'après la
» mort on ne trouve pas toujours des traces de gastro-
» entérite , comme vous l'avez affirmé vous-même,
» presque sous serment , dans un de vos premiers
» écrits (1); enfin, que non seulement les moyens
» antiphlogistiques ne réussissent pas mieux que tous
» les autres dans le traitement des fièvres, mais que,
» lorsque celles-ci sont de mauvais caractère , on re-
» tire fréquemment le plus grand succès de l'ad-
» ministration des toniques, alors même que les
» antiphlogistiques avaient été employés infruc-
» tueusement : » Que diriez-vous ?

SANGUISUGA.

Je dirais que les vérités physiologiques n'ont pas
besoin de démonstration ; que la vive clarté dont
ces vérités brillent, suffit pour dissiper les plus épais-
ses ténèbres , et je déplorerais l'aveuglement d'un
médecin qui , ayant des yeux , ne verrait pas les
choses telles que je viens de les présenter. Au reste,
je n'ignore pas que quelques médecins se retran-
chent derrière l'éclectisme pour rejeter la plupart des
vérités physiologiques ; mais qui ne sait que l'*éclectisme est superbe , éblouissant et présomptueux* (2) ?

Maintenant qu'il est bien démontré que toutes les
fièvres d'autrefois ne sont et ne peuvent être que

---

(1) Histoire des phlegmasies chroniques, tom. 2 , pag. 7
et 8, 2.e édit.

(2) Voyez la lettre d'envoi de M. Fabre , citée plus
haut.

5

la gastro-entérite d'aujourd'hui , je vais vous exposer les principaux signes auxquels vous reconnaîtrez infailliblement ce Protée médical, dont les formes variées à l'infini en ont imposé à tous les médecins, depuis Hippocrate jusqu'à nous.

« Miroir presque toujours fidèle de l'état de l'es-
» tomac, la langue affecte une forme lancéolée, et est
» à peu près constamment rouge surtout à sa pointe,
» dans la gastro-entérite. Toutes les fois que les
» bords de cet organe et surtout la pointe , je le
» répète , sont rouges, l'estomac subit un certain de-
» gré d'inflammation. Cette vérité , que j'ai le pre-
» mier proclamée, ne souffre pas d'exception, quelle
» que soit la couleur du centre. Ce signe est un des
» plus constans de tous ceux de la gastro-entérite;
» c'est celui qui révèle le plus souvent des gastro-
» entérites qu'aucun autre phénomène ne semble
» annoncer; en un mot, c'est peut-être celui qu'il
» importe davantage de connaître parmi tous les
» symptômes. La gastro-entérite peut néammoins
» avoir lieu sans qu'on remarque cette rougeur,
» et quoique la langue soit plate. Un limbe
» très-rouge, sur une langue sèche, annonce
» le plus haut degré de cette inflammation; toute-
» fois l'humidité de cet organe n'annonce point
» que l'estomac soit faiblement enflammé (1).

---

(1) Diction. abrég. des scienc. méd. , tom. 8, pag. 159.

» L'appétence pour les acides est un des signes
» les moins équivoques de l'irritation gastrique,
» bien que cette appétence n'ait pas toujours lieu.
» L'anorexie est toujours un signe de souffrance
» de l'estomac, et l'augmentation de l'appétit en
» est un autre non moins certain de l'irritation de
» cet organe. Enfin, il est naturel que la région
» épigastrique soit douloureuse dans l'inflammation
» de l'estomac ; cependant la douleur ne se fait
» pas toujours sentir à l'épigastre ; les malades l'é-
» prouvent parfois sous les hypocondres, mais elle
» peut être nulle ou se borner à un sentiment
» vague de malaise dont on ne saurait assigner le
» siége (1) ; car, n'allez pas vous imaginer que la
» douleur locale soit inséparable de l'inflammation
» même intense (2). »

Pour me résumer : que la langue soit rouge ou
blanche ou de toute autre couleur, c'est un
signe de gastro-entérite ; qu'elle soit lancéolée
ou largement applatie, c'est encore la gastro-
entérite ; qu'elle soit sèche ou humide, c'est
toujours la gastro-entérite ; que le malade dé-
sire ardemment les boissons acides ou qu'il ne
s'ensoucie pas, c'est évidemment la gastro-entérite ;
qu'il n'ait point d'appétit ou qu'il soit dévoré par
la faim, c'est encore, à n'en pouvoir douter, la gastro-entérite ; enfin, qu'il y ait douleur à l'épigastre,

---

(1) Dict. abrég. des scien. méd., tom. 8, pag. 160 et 161.
(2) Exam. des doctr. médic., propos. C.

à l'hypocondre droit, ou que cette douleur n'existe nulle part, oh! assurément on ne saurait méconnaître encore là la gastro-entérite.

SANADOU.

D'aprés céla, Monsiur lé proféssur, mainténant jé né crains plus dé m'égarer ; car, *sandis! dé quel côté qué jé mé tourne, jé vois la ville dé Libourne.*

FRANCŒUR.

En effet, puisque la gastro-entérite est inévitable, il faudrait bien ne pas être physiologiste pour la méconnaître.

SANGUISUGA.

Examinons maintenant le malade qui est couché au N.° 3 ; il n'est ici que depuis hier au soir. Vous remarquerez qu'il est âgé de 36 ans, qu'il a les muscles grêles, les membres thorachiques et abdominaux peu développés, et qu'il est d'un tempérament que les anciens auraient appelé *bilieux*. Il se plaint d'une céphalalgie susorbitaire, ce qui annonce que l'inflammation de l'estomac se répète sympathiquement sur l'encéphale. Il éprouve du dégoût pour les alimens : bouche pâteuse ; langue plate, humide, couverte d'un enduit jauné, sans rougeur ; nausées ; douleur épigastrique assez sensible. En voilà plus qu'il n'en faut pour reconnaître une gastro-entérite bien conditionnée. Un médecin ontologiste ne verrait là qu'un *être de raison*, appelé *fièvre bilieuse*, et s'armerait vîte, pour le combattre, d'un émétique qui, au lieu de faire déloger la fièvre, tuerait infailliblement le malade ; « car, dans les cas graves, les » émétiques sont toujours dangereux, parce qu'ils ne » manquent jamais d'augmenter l'inflammation qu'ils » n'ont pas réussi à enlever (1). » Mais nous, pour qui l'essence de toutes les maladies n'est plus un mystère, nous qui marchons sans cesse éclairés par le flambeau de la physiologie, nous ne méconnaîtrons pas la nature vraiment inflammatoire de l'affection qui nous occupe, et nous ferons appliquer *illicò* soixante sangsues sur la région épigastrique de notre malade.

SANADOU.

Comment, Monsiur lé proféssur, tant dé bétes vont sucer lé sang dé cé misérable ! et ses forces qué vont-elles dévénir ?

SANGUISUGA.

Laissez faire, il les aura bientôt recouvrées. D'ailleurs l'inflammation doit être attaquée par des moyens puissans, quand on veut la faire disparaître promp-

___

(1) Examen des doct. méd., proposition CCLXXXVII.

tement et sans retour. Prenez-y bien garde, si, dans une simple gastrite, vous ne faites appliquer sur-le-champ un nombre considérable de sangsues, vous verrez votre malade tomber de la gastrite dans la gastro-duodénite, de la gastro-duodénite dans la gastro-entérite, de la gastro-entérite dans la gastro-colite, de la gastro-colite dans la gastro-cystite, de la gastro-cystite dans la gastro-cholécystite, de la gastro-cholécystite dans la gastro-hépatite, de la gastro-hépatite dans la gastro-splénite, de la gastro-splénite dans la gastro-dermite, de la gastro-dermite dans la gastro-encéphalite, de la gastro-encéphalite dans la gastro....

SANADOU.

Ah ! c'est assez, Monsiur lé proféssur, vous mé faites frissonner ! Comment, tant dé *gastros* dans un pauvre cadavre, sans contér toutes celles qué vous alliez y méttre encore ! Quand j'arrivérai au pays, cadédis ! au liu dé soixante sangsues, j'en férai bien vite appliquer dux cents, quatre cents, six cents, mille.... à tous mes malades indistinctément; et puis nous vérrons ; put-être qué, quand il n'y aura plus dé sang, l'inflammation né réviendra plus.

FRANCŒUR.

Fort bien, Monsieur Sanadou, c'est ce qui s'ap-

pelle marcher à pas de géant dans la médecine physiologique ; encore quelques pas de plus, et vous
voilà plus physiologiste que la physiologie.

SANADOU.

D'abord, Monsiur Francur, vous mé faites beaucoup d'honnur ; ensuite j'ai à vous dire qué j'ai aussi
bonnes jambes qué bonne tête ; car jé n'étais pas
plu z'haut qué çà, qué jé courrais comme un lapin ;
aussi jé gagnais tous les autres enfans à la course ;
et ma pauvre mère, qui dévant Diu répose (*re-
quiescat in pace amen !*), disait souvent en parlant
dé moi : *Moun Janot est un petit drôle qui né put
éviter qué dé bien faire soun chémin.*

FRANCŒUR.

J'avoue, en effet, que jamais prophétie ne s'est
accomplie plus littéralement.

SANGUISUGA.

Passons maintenant au N.º 8. Ce malade est ici
depuis cinq jours. A son entrée dans cette salle, il
présentait, à peu de chose près, les mêmes symptômes que le malade du N.º 3 ; seulement la langue
était moins humide et paraissait avoir une tendance à
brunir ; il éprouvait de plus, de vives douleurs dans
les membres, et la chaleur de la peau était très-âcre
au toucher. La prescription fut *quatre-vingts sangsues
à l'épigastre ; quelques cuillerées d'eau gommée dans*

les vingt-quatre heures ; diète absolue. Le lendemain, jugez de la violence de l'inflammation, le lendemain, au lieu d'une amélioration, à laquelle tous les bons esprits s'attendaient, nous eûmes prostration extrême ; somnolence ; langue et dents fuligineuses ; pouls petit, intermittent ; abdomen ballonné ; selles verdâtres, copieuses, involontaires ; taches pourprées très-nombreuses, surtout au cou, à la poitrine et aux extrémités supérieures ; ce qui n'annonçait rien moins qu'une *gastro-entéro-colo-céphalo-dermite.* Si le cas était grave, l'indication n'était pas douteuse ; aussi, n'hésitai-je pas un instant à faire appliquer de nouveau quatre-vingts sangsues à l'épigastre, plus trente-six à l'anus et vingt-cinq derrière chaque oreille ; continuation de l'eau gommée et de la diète absolue. Le troisième jour, même état, même prescription ; mais ce jour-là, les sangsues ayant manqué, on se borna à la diète absolue et à quelques cuillerées d'eau gommée. Le quatrième jour, je trouvai la langue plus humide, moins fuligineuse, le pouls plus régulier, et le malade n'avait plus lâché sous lui. Aujourd'hui, vous voyez que la prostration est presque nulle ; la langue commence à se dépouiller sans rougir à sa pointe ni à ses bords ; l'abdomen a repris sa souplesse ; et tout nous fait espérer que, grâce à la vigueur du traitement antiphlogistique, précédemment employé, la diète seule suffira maintenant pour terminer le reste de la cure.

Actuellement, Messieurs, supposons, pour un instant, que notre malade fût tombé entre les mains d'un médecin ontologiste ; vous auriez vu celui-ci chercher à combattre *l'être complexe*, appelé *fièvre bilioso-putride* ou, si l'on veut, *gastro-adynamique*. Un émétique aurait été donné, de rigueur, dans le début, pour chasser la moitié de cet être, tandis qu'on aurait ensuite prodigué le vin, les cordiaux et les toniques de toute espèce, pour emporter l'autre moitié.

Or, je vous le demande, Messieurs, laquelle des deux méthodes devez-vous préférer à l'autre ? Laquelle trouverez-vous la plus rationnelle, la plus philosophique, et, s'il faut le dire, la plus physiologique ? Qui osera soutenir ici que si notre malade eût fait usage des toniques et des cordiaux, tels que le quinquina et le vin, il serait aujourd'hui dans l'état d'amélioration où nous le trouvons ? N'est-il pas, au contraire, de la dernière évidence que la mort, oui la mort, aurait déjà saisi sa victime, et que l'ontologie aurait à se reprocher un crime de plus ?

SANADOU.

Si céla est, Monsiur lé proféssur, et jé lé crois puisqué vous lé dites, jé crains bien qué votre malade soit plus mal qué vous né pensez (*s'adressant au malade*) ; Ah ! pauvre malhurux, vous êtes bien avancé mainténant !

SANGUISUGA.

Expliquez - vous, Monsieur ; quel est donc ce mystère ?

SANADOU.

Jé vais vous lé dire avec toute la franchise dont jé suis capable. Cé matin jé suis vénu ici, un pu avant l'hure dé votre visite. J'ai voulu m'avancer dé cé malade, et j'ai senti qu'il sentait à vin. Alors jé lui ai démandé, fort discrétément, s'il en avait bu. Il m'a d'abord souténu qué non ; puis voyant bien, sans doute, à l'air dé ma figure, qu'il n'avait pas à faire à un *conscrit*, il m'a avoué qu'effectivément, dépuis trois jours, un dé sés camarades lui en faisait boire tant qu'il en voulait, et qu'il trouvait qué céla lui faisait du bien. Malhurux, lui ai-jé dit alors, né savez vous pas qué vous avez une gastro-entérite bien conditionnée, c'est-à-dire, une inflammation dés plus violentes dé la membrane muquse gastro-intestinale, et qué lé vin étant, dé sa nature, un échauffant, un irritant, un inflammant, put occasioner dans votre pauvre estomac un grand fu qui vous dévoréra ? Jé lui disais céla, Monsiur lé proféssur, lorsqué vous êtes entré.

SANGUISUGA (*s'adressant au malade d'un air un peu déconcerté*).

Je ne puis ajouter foi à ce que l'on vient de

(43)

me dire ; parlez , est-il vrai que vous ayez bu du vin depuis votre entrée à l'hôpital ?

LE MALADE.

Oui , Monsieur.

SANGUISUGA.

Qui vous en a donné ?

LE MALADE.

Permettez-moi , Monsieur , de ne compromettre personne.

SANGUISUGA.

Il ne peut y avoir ici que l'infirmier Laramée qui ait été capable de s'oublier à ce point là. Il y a long-temps que je me suis proposé de l'observer de plus près ; car de graves soupçons, en pareille matière, pesaient déjà sur son compte. Qu'on le fasse venir ici sur-le-champ.

LARAMÉE (arrivant tout essoufflé).

Présent , M'sieur l'Major.

SANGUISUGA.

Avez-vous donné du vin à ce malade ?

LARAMÉE.

Franchement, M'sieur l' Major, oui , j' lui en avons donné queuques verres , et voici comment c'la s'est-i-passé. L' jour que vous lui avions fait z appliquer tant d' sangsues, j' l'avions vu dans une faibless' si grand', qu'il étions tout blêm' comm' la muraill' et froid comm' glace ; à pein' pouvions-t-i dir' zune seul' parol' pour m' d'mander une gout' d' vin ; l'a d'ssus, j' lui zen avons donné un p'tit verr' , que vot' malad' a lampé comm' un p'tit Bacchusse , et voyant qu'il s'en trouvions très-ben, j'ons continué jusqu'à c' jour.

SANGUISUGA.

Ne savez-vous pas que cette infraction aux réglemens vous met dans un bien mauvais cas , et que je n'ai qu'un mot à dire pour vous faire chasser de l'établissement que vous servez si mal.

LARAMÉE.

Morbleu ! M'sieur l'Major , vous me rendrions un ben grand service si vous pouvions m'fair' donner mon congé ; car j'étions déjà ben ennuyé d'avoir tant d'morts et d'mourans sur les bras.... ; ma parol' ! c'est pir' ici qu'un champ de bataill' !

SANGUISUGA (*d'un air très-courroucé*).

Qu'on mette , à l'instant même , cet impertinent à la porte.

SANADOU (*s'apercevant que Laramée est déjà loin*).

Sandis ! cadédis ! Si jé né réténais pas mon courage, comme jé vous lavérais la moustache à cé viux grédin qui s'avise dé vénir ici faire la barbe à tous les médécins physiologistes ! Jé né sais pas comment encore il ose parler, cet empoisonnur, cet incendiaire des membranes muquses gastro-intestinales !

FRANCŒUR.

Maintenant, M. le professeur, vous conviendrez au moins de l'innocuité du vin, dans ce cas-ci, si toutefois vous avez trop de répugnance à lui attribuer les honneurs de la cure. Car il demeure bien prouvé que ce n'est que sous l'influence de cette liqueur, que vous avez vu les forces se relever, la langue s'humecter, l'abdomen devenir plus souple, etc., etc.

SANGUISUGA.

Si l'usage du vin a opéré chez notre malade toutes ces merveilles, c'est que probablement il aura agi comme révulsif.

FRANCŒUR.

Et sur quel point, je vous prie, la révulsion a-t-elle pu avoir lieu, lorsque vous avez déclaré vous-même que l'inflammation avait non seulement envahi toute la muqueuse digestive , mais avait encore atteint l'encéphale et une grande partie de la peau ?

SANGUISUGA.

O bien ! dans ce cas si le vin n'a pas pu agir comme révulsif, il aura agi très-certainement en changeant le mode d'irritation.

FRANCŒUR.

C'est-à-dire , Monsieur le professeur, qu'on peut guérir une irritation comme 4 en produisant sur le même tissu irrité une sur-irritation comme 8 ; mais alors , pourquoi proscrire aussi sévèrement les toniques du traitement des maladies, puisqu'ils peuvent dissiper des inflammations, que les anti-phlogistiques qui , selon vous , guérissent toujours, n'ont pas pu réussir à enlever ?

SANGUISUGA.

La raison en est toute simple , c'est que l'expérience m'a appris que l'emploi des toniques est presque toujours funeste ; et vous devez savoir que l'expérience ne trompe jamais un médecin physiologiste. Je veux bien croire que, si des mains plus parcimonieuses , ou si l'on veut , plus physiologi-ques , administraient seules cette classe de médica-mens , l'humanité n'aurait pas tant à en souffrir ;

mais le nombre des médecins *tonificateurs* est si grand , et celui des maladies dans lesquelles on pourrait hasarder l'emploi des toniques , si petit , qu'on ne peut qu'être effrayé de la disproportion.

SANADOU.

Effrayé , Monsiur lé proféssur , jé dis plus , moi....; jé dis qu'il y a dé quoi mourir dé pur dé voir encore tant dé médécins tonificaturs !

FRANCŒUR.

Et dans les fièvres intermittentes ?

SANGUISUGA.

J'aurais été fâché que vous m'eussiez fait grâce sur cette question là ; *elle est trop importante pour la thérapeutique.* Le N.° 24 va nous offrir une gastro-entérite périodique pernicieuse ; car il faut que vous sachiez que « les prétendues fièvres in-
» termittentes et rémittentes ne sont et ne peuvent
» être que des gastro-entérites périodiques (1). »
Ce qui le prouve, c'est que « ces maladies me
» semblent produites par le passage subit et fré-
⁕ quent de la température atmosphérique du chaud
» au froid et du froid au chaud , quelles que soient

____

(1) Examen des doctr. méd., propos. CCXXII,

» d'ailleurs les émanations dont l'air puisse être
» chargé (1). »

FRANCŒUR.

En cela, Monsieur le professeur, vous me paraissez être en opposition manifeste avec tous les observateurs qui se sont spécialement occupés de ce genre de maladies ; car tous admettent, pour principale cause productrice de ces fièvres, les émations marécageuses, comprenant, sous cette dénomination, les exhalaisons qui s'élèvent de certains terrains constamment bourbeux, et de toutes les eaux stagnantes, etc., etc. Ils citent, à l'appui de leur opinion, des faits si concluans et en si grand nombre, qu'il me semble bien difficile de nier la conséquence qu'ils en déduisent. Ainsi, pour me borner à quelques-uns : Piquer observe que les habitans des villages situés près des rives du Xucar, dans le royaume de Valence, sont continuellement attaqués de la fièvre tierce, à cause des eaux bourbeuses et infectes dont ces villages sont environnés. Zimmermann rapporte que les fièvres d'accès se manifestent très-fréquemment dans la Suisse, le long des rivières, des lacs, des étangs, et qu'elles y prennent quelquefois le caractère le plus pernicieux. Le célèbre Lancisi, dans les belles et nombreuses re-

____

(1) Annales de la méd. physiol., tom. III, pag. 323.

cherches qu'il a faites sur les épidémies de fièvres de ce genre, a eu occasion de remarquer que les symptômes, dont ces fièvres s'accompagnaient, étaient d'autant plus funestes, que les logemens des malalades étaient plus voisins des lieux infectés. Il me semble donc bien prouvé, par l'expérience et l'observation, que les exhalaisons marécageuses influent éminemment sur la naissance et le développement des fièvres intermittentes bénignes ou pernicieuses.

SANADOU (*à Sanguisuga*).

Monsiur lé proféssur, jé mé charge dé répondre là-déssus à Monsiur Francur.

(*S'adressant à Francœur.*)

Pour vous térrasser, Monsiur Francur, jé n'ai qu'uné pétite quéstion à vous faire : Tous ces Messiurs les observaturs, dont vous vénez dé parler, sont-ils *physiologistes* ou *ontologistes ?*

FRANCŒUR.

Vous ignorez donc que ces auteurs sont tous morts avant la naissance de la médecine physiologique ! J'aurais pu toutefois vous citer un assez bon nombre de médecins vivans.

SANADOU.

Non, non, céla n'est pas nécéssaire. Mais dités-moi un pu, Monsiur Francur, vous osez encore invoquer l'expérience et l'observation des médécins qui sont morts et ensévélis dans les ténébres de l'ontologie! Né savez-vous pas qué l'expérience des ontologistes est toujours trompuse? car jé mé suis laissé dire qu'Hippocrate lui - mǒme avait écrit céla au commencément d'un pétit livre. Et puis, est-cé qué dés médécins qui ont dés yux et qui n'y voient point, puvent faire dés observations? La *réctitude dé votre jugément* né vous dit-elle pas qué céla est impossible?

FRANCŒUR.

J'avoue que je n'ai rien à répliquer à un raisonnement *si fort de style et surtout de logique!*

SANADOU (*avec emphase*).

Voilà cépendant cé qué c'est qué d'étre médécin physiologiste! çà vous donne un courage, une éloquence dont Méssiurs les ontologistes né sé doutent pas!

SANGUISUGA (*jetant un coup d'œil sur sa montre*).

Hâtons-nous, Messieurs, d'arriver auprès de notre

malade qui doit être, en ce moment, sur le déclin du troisième accès de sa gastro-entérite périodique. Un médecin *tonificateur* se serait empressé d'administrer le quinquina à haute dose, après le premier accès, ou, du moins, immédiatement après le second ; mais comme, à cette époque, nous avons observé des signes non équivoques d'irritation dans les voies gastriques ; nous nous sommes bien gardés d'employer les stimulans et les toniques qui, « au lieu » de dissiper l'inflammation intermittente, l'auraient » infailliblement élevée à l'état aigu et continu (1). » Nous avons donc traité notre malade *antiphlogistiquement*, en lui faisant appliquer soixante sangsues à l'épigastre, autant de fois « que chaque accès est » venu nous donner le signal d'une gastro-entérite, » dont l'irritation ne tardait pas à se transporter sur » les exhalans cutanés (2). » De cette manière, nous avons arraché ce malheureux à une mort certaine, ou, tout au moins, nous avons empêché « le déve- » loppement de l'irritation et de la congestion dans » les viscères parenchymateux (3). »

SANGUISUGA et FRANCŒUR *s'étant approchés du malade.*

Dieu ! il expire !!!

---

(1) Voyez l'Examen des doct. méd., propos. CCCLXXXIV.
(2) *Loc. cit.*, propos. CCXXIII.
(3) *Loc. cit.*, propos. CCCLXXXIV.

SANADOU.

Qué dités-vous, Méssiurs ? il est mort ! mais bien mort !

FRANCŒUR.

Il vient de rendre le dernier soupir.

SANADOU.

Qui l'aurait dit, cépendant, vu qué cé pauvre diable avait été traité *antiphlogistiquément !* Comment faire, il faut sé consoler ; car, si cé malhurux est mort comme çà, c'est bien une pruve qu'il dévait mourir.

FRANCŒUR.

Hé bien, Monsieur le professeur, croyez-vous encore à l'efficacité des antiphlogistiques dans les intermittentes pernicieuses ?

SANGUISUGA.

Si j'y crois, Monsieur! plus que jamais.... Et vous-même, pensez-vous que le quinquina et le sulfate de quinine eussent été plus afficaces ? Autant vaudrait-il soutenir qu'on parviendrait plutôt à éteindre le feu d'une maison qui brûle en y jetant des matières

(53)

combustibles , qu'en y faisant répandre une grande
quantité d'eau.

FRANCŒUR.

La justesse de cette comparaison me paraîtrait
suffisamment établie si vous pouviez me persuader
que les maladies dont il s'agit , sont d'une nature
vraiment inflammatoire ; et quand bien même vous
parviendriez à me prouver cela , l'expérience de
plusieurs siècles me prouverait encore mieux l'efficacité presque constante du quinquina dans les accès
pernicieux ; ce qui me porterait toujours à donner
la préférence à un moyen éprouvé depuis si long-
temps sur les antiphlogistiques qui ne sont employés
que d'hier, et Dieu sait avec quel succès !

SANGUISUGA.

Voilà comment vous raisonnez, Messieurs les
ontologistes ! L'expérience du temps passé est votre
grand cheval de bataille ; comme si je n'avais pas
dit, pour la centième fois, qu'avant la découverte
de la doctrine physiologique on *n'avait ni bien vu,
ni bien observé, ni bien expérimenté* (1).

------

(1) Voyez l'Examen des doctr. médic. , *passim.*

FRANCŒUR (*d'un air ironique*).

Puisque vous l'avez dit, *pour la centième fois*, Monsieur le professeur, il est bien juste de vous croire.

SANADOU.

Jé suis bien aisé dé voir qué vous n'êtes plus antant incrédule, Monsiur Francur ; allons, du courage ! vous vérrez qué çà viendra pétit à pétit.

SANGUISUGA.

Voulez-vous, Messieurs, que nous passions un instant dans la salle des convalescens ?

FRANCŒUR.

Très-volontiers, Monsieur, ceci fera diversion.

SANADOU.

Monsiur lé professur nous a résérvé les convaléscens pour la bonne bouche.

SANGUISUGA.

Nous y voici, Messieurs.

(55)

SANADOU (*frappé de ne voir que des visages exces-
sivement pâles et tout-à-fait exténués, recule d'é-
pouvante ; puis pensant que c'est sans doute là que
s'opèrent les miracles physiologiques dont Sanguisuga lui a parlé la veille, cette idée le ras-
sure un peu ; il se décide alors à faire quelques pas en avant, et s'écrie, d'un air encore
à demi-effrayé) :*

Miracle ! miracle ! Monsiur Francur, rendez-
vous ! Miracle !

FRANCŒUR.

Qu'avez-vous donc, Monsieur Sanadou ?

SANADOU (*désignant de la main les convalescens
qui ont peine à se soutenir).*

Eh ! né voyez-vous pas qué cé sont des ésqué-
léttes qui marchent ? Hélas, grand Diu ! ils sont
tous sécs comme dés morceaux dé bois. Ah ! Monsiur lé proféssur, jé vois bien mainténant qué les
médécins physiologistes nous pourrions fort bien
réssusciter un mort, puisqué nous avons lé talent dé
faire vivre dés hommes qui n'ont qué les os, les
nérfs et la peau. Il mé semble pourtant qué vous
né fériez pas mal, mainténant, dé faire embarquer
tous cés gens-là pour la Grécc.

SANGUISUGA (*d'un ton sévère*).

Dans moins de quelques semaines je veux que tous ces malades soient les hommes les plus forts et les plus robustes de leur régiment. Ainsi, Monsieur, la plaisanterie que vous avez voulu faire est très-déplacée, surtout dans la bouche d'un médecin physiologiste. J'aime à croire toutefois que vous n'y avez point mis de malice.

SANADOU (*d'un air contrit*).

Justé ciel ! moi plaisanter dans une matiére aussi grave ! Non, Monsiur lé proféssur, vous né mé connaissez pas encore. Si jé mé suis permis dé vous donner cé pétit conseil, c'est qué derniérément j'avais lu dans lé *Constitutionnel* un certain passage qui disait qué, dans cé pays-là, il y avait une grande abondance dé figues et dé raisins ; et comme j'ai toujours entendu dire qué les figues et les raisins engraissaient beaucoup, voilà pourquoi, Monsiur lé proféssur, j'ai pris la liberté dé vous dire qué vous né fériez pas mal d'envoyer tous vos convalés-cens dans la Gréce. Pour quant à moi, jé né vois point dé plaisantérie là dédans.

SANGUISUGA.

C'est juste.

FRANCŒUR.

Il paraît , Monsieur le professeur , que vous tenez ces gens-là à une diète extrêmement sévère.

SANGUISUGA.

Sans doute , Monsieur ; et il faut que vous sachiez qu'après les sangsues , c'est là le moyen le plus hé-roïque que la médecine physiologique puisse em-ployer ; aussi c'est celui sur lequel j'insiste le plus long-temps. La plupart des malades que vous voyez ici, ne prennent chaque jour, depuis plus d'un mois , que de l'eau gommée et quelques cuillerées de crême pour toute nourriture.

FRANCŒUR.

Vous ne leur accordez pas même un peu de potage gras ?

SANGUISUGA.

Dieu préserve ! et la gastro-entérite qui est encore en embuscade dans le tube digestif.... Soyez bien persuadé , Monsieur , qu'en bonne médecine phy-siologique , il ne suffit pas de livrer des combats sanglans , il faut encore faire le blocus de la place ; car il n'y a guère que la famine qui puisse nous rendre entièrement maître de l'irritation gastro-intestinale , le plus cruel et le plus indomptable ennemi du genre humain. Ceci, comme vous voyez, est une tactique militaire, qui est éminemment physiologique, et dont savent tirer le plus grand parti la plupart de ceux de nos confrères qui ont été employés dans les armées.

SANADOU (*à part*).

Jé saurai bien aussi la méttre à profit moi ; car jé mé rappélle fort bien d'avoir servi, en qualité dé caporal, pendant au moins six mois et démis, dans l'invincible garde nationale dé St.-Jean-Pied-dé-Port, ma patrie, départément des Basses-Pyrénées.

FRANCŒUR.

Ainsi, la crainte de voir augmenter l'inflammation réelle ou supposée de la muqueuse gastrique, vous empêche de donner une nourriture un peu substantielle à vos convalescens. J'étais donc dans l'erreur de croire que, « lorsque l'estomac n'est pas » assez stimulé par les alimens, toutes les fonctions » deviennent languissantes ; que bientôt la faim dé- » veloppe, dans ce viscère, une irritation qui ranime » plusieurs d'entr'elles dans un mode défavorable » à la conservation de l'individu, et que la faim, » non satisfaite, produit la gastro-entérite (1) ! »

____

(1) Examen des doctr. médic., propos. CCCI et CCCII.

Feu mon père, qui passait pour être très-heureux
dans sa pratique, disait, dans le même sens, qu'on
homme malade pouvait mourir de faim comme un
homme bien portant. Aussi donnait-il toujours quelques alimens, principalement quand la première
période d'acuité était passée et que la maladie devait
être de longue durée ; et cependant, Monsieur le
professeur, il guérissait, dit-on, bien du monde.
Il est vrai que je parle d'une époque déjà un peu
éloignée ; la médecine physiologique n'existait pas
encore. Voilà pourquoi, sans doute, on sauvait alors
tant de malades qu'on tuerait infailliblement aujour-
d'hui, si l'on s'avisait de les traiter comme jadis.

SANADOU.

Puisqué céla est ainsi, moi jé vous prométs bien
qué jé né tuérai personne. La diéte ! la diéte ! vive
la diéte ! Ah ! pauvres éstomacs, qué vous allez
en voir dé *dures* entre mes mains ! Oui, dussiez-
vous créver et dé faim et dé soif.... pas une goutte dé
bouillon ! *Malhurux*, jé dirai à mes nombreux cliens,
né savez-vous pas qu'un médécin dé ma façon put
allumer un grand fu avec un pu d'eau ?

SANGUISUGA.

Messieurs, je vous invite à revenir ici demain à
la même heure. Nous procéderons, en votre présence, à l'ouverture du cadavre de l'individu mort

ce matin au N.º 24. Lorsque vous aurez vu de vos propres yeux les traces profondes d'inflammation que, bien certainement, nous trouverons dans les voies gastriques, vous n'aurez plus tant de peine à vous persuader que les prétendues fièvres intermittentes pernicieuses ne sont autre chose que des gastro-entérites périodiques très-intenses.

FRANCŒUR.

Nous n'y manquerons pas, Monsieur le professeur.

TROISIÈME PARTIE.

SANGUISUGA , FRANCŒUR , SANADOU.

Le cadavre de l'individu mort la veille vient d'être apporté dans la salle des nécropsies. Un élève après avoir détaché fort adroitement l'estomac et les intestins du reste du corps, les dépose sur une table voisine ;

SANGUISUGA *s'en empare aussitôt et dit :*

Approchez, Messieurs , venez achever de vous convaincre de l'existence de l'inflammation gastro-intestinale , qui a eu lieu pendant la vie , en examinant attentivement les traces qu'elle a laissées après la mort. Ces traces , n'en doutons pas , seront profondes , car l'inflammation a été des plus violentes.

(*Présentant le tube digestif ouvert dans toute sa longueur.*)

Tenez, Messieurs , examinez ; vous y trouverez, sans doute , des taches rouges en très-grand nombre et même des ulcérations.

FRANCŒUR (*après l'avoir considéré très-attentivement*)

Je ne vois ni les unes ni les autres !

SANGUISUGA.

« Si vous ne trouvez pas des taches rouges, vous
» en trouverez de violettes ; s'il n'y en a pas de
» violettes, il y en aura de noires ; si les noires
» n'y sont pas, les brunes y seront ; et si les bru—
» nes manquent, nous aurons sans doute l'épaississe—
» ment de la membrane muqueuse ou l'engorge—
» ment des ganglions mésentériques (1) » qui vien-
dront déposer hautement en faveur de l'inflammation.

FRANCŒUR.

J'ai beau examiner, je ne puis voir qu'une blan-
cheur générale. Ensuite je n'aperçois rien, mais
absolument rien, qui ressemble à l'épaississement de
la membrane muqueuse, ni à l'engorgement des
ganglions mésentériques.

SANGUISUGA.

Quel aveuglement !!!

SANADOU.

M. Francur est un ontologiste, comment vou-
léz-vous qu'il y voie ? Jé suis sûr et cértain qu'au liu

____

(1) Lettres à un médecin de province, 1.re édit., p. 280.

dé chercher la gastro-entérite , il a cherché *une abs-
traction métaphysique* , et lé diable lui-même né
l'aurait pas trouvée. Laissez-moi un pu , jé vous
prie , éxaminer bien attentivément célle membrane
muquse gastro-intestinale ; jé saurai bien , moi , y
trouver quelqué chose..... Ah bon ! voici une tache....
ô comme elle est pétite ! si vous la voyiez , Monsiur
lé proféssur , elle n'est pas plus grosse qu'une piqûre
dé puce ; ténez, la voilà ; elle tire sur lé violet....
Hé bien , Monsiur Francur , qu'en dités-vous ? Ténez , croyez-moi , faités-vous médécin physiologiste ,
et vous y vérrez clair comme lé jour.

SANGUISUGA.

Effectivement , c'est bien là une tache violette ;
elle est même très-apparente. Et puis , Messieurs ,
croyez-en les observateurs qui viennent vous af-
firmer, en leur âme et conscience, qu'ils ont « trop
» souvent rencontré la membrane muqueuse gas-
» trique en bon état, à la suite des typhus les plus
» malins , pour partager *notre opinion* sur la cause
» des fièvres graves (1). » N'est - ce pas là le
comble de l'ignorance ou de la mauvaise foi ?
Aussi, « quand je vois quelques faiseurs d'obser-
» vations publier des ouvertures de cadavres dans

____

(1) Histoire des phlegmasies chroniques, tom. 2, pag.
7 et 8, 2.ᵉ édit.

» lesquels ils assurent avoir en vain cherché des
» traces de phlegmasie, à la suite de leurs préten-
» dues fièvres adynamiques, je suis réduit à ré-
» pondre ou qu'ils n'ont pas su les distinguer, ou
» qu'ils en ont imposé (1). »

FRANCŒUR.

Qu'ils en ont imposé, Monsieur le professeur !
l'expression est un peu dure, surtout pour d'infortunés
médecins qui, les yeux couverts du bandeau de l'ontologie, ne sauraient voir, pas même en plein midi,
ce que les médecins physiologistes peuvent clairement distinguer au milieu de l'obscurité la plus
profonde.

SANGUISUGA.

L'expression est dure, j'en conviens, mais elle
est éminemment physiologique, et cela suffit pour
m'autoriser à l'employer.

Il me reste encore, Messieurs, à vous donner
quelques éclaircissemens sur la nature et la formation de certaines maladies très-improprement ap-
pelées maladies spécifiques, et auxquelles on a cru
reconnaître un caractère *sui generis*. Nous allons
commencer par les maladies dites éruptives, telles
que la *variole*, la *rougeole* et la *scarlatine*.

---

(1) Examen des doctr. médic., pag. 423.

« C'est par une gastro - entérite aiguë, premier
» effet de l'agent contagieux , que débute la va-
» riole (1). C'est par la gastro-entérite et par un
» catarrhe oculaire , nasal , guttural ou bronchique
» aigus , que débutent la rougeole et la scarla-
» tine (2). Ce qui le prouve , c'est que la fièvre
dite d'incubation, qui se manifeste au début de ces
maladies , est absolument semblable aux fièvres
prétendues essentielles. Or , puisque je vous ai déjà
démontré que celles-ci ne sont et ne peuvent jamais
être que des gastro-entérites , il ne vous sera pas
difficile de concevoir que cette prétendue fièvre
d'incubation n'est effectivement autre chose qu'une
gastro-entérite aiguë. « Au reste , la similitude des
» symptômes, dans l'une et l'autre affections , est
» telle , que les plus habiles praticiens y sont trom-
» pés ; et si le malade succombait, par quelques
» accidens , comme j'en ai des exemples, les traces
» cadavériques d'inflammation seraient aussi les
» mêmes. A l'irritation des viscères, succède, au
» bout d'un certain temps , celle de la peau, qui lui
» sert de crise ou de métastase. Si, plus tard, il
» y a du danger , il résulte uniquement de l'inflam-
» mation des viscères , ce que certifient encore, à
» chaque instant, les ouvertures cadavériques. Parmi
» les trois maladies éruptives qui nous occupent ,

---

(1) Examen des doctr. médic., prop. CXLII.
(2) *Ibid.*, propos. CXLIII.

» une seule devient dangereuse par l'inflammation
» cutanée, c'est la variole, dans le cas où elle s'élève
» au degré de la confluence ; et, dans ce cas là
» même, l'érysipèle que produisent, en se confon-
» dant, les pustules varioliques, *ne peut aggraver
» la maladie qu'en faisant reparaître la gastro-
» entérite des premiers jours*, et en lui ajoutant
» quelqu'autre phlegmasie viscérale (1). » En ré-
sumé, la variole, la rougeole et la scarlatine doivent être considérées comme de vraies gastro-entérites aiguës, puisque, dans les unes comme dans les
autres, on observe les mêmes groupes de symptômes, les mêmes altérations cadavériques, et la
même efficacité du traitement antiphlogistique. Il
est donc absurde de dire que ces maladies sont
spécifiques ou qu'elles ont des caractères spéciaux
qui les distinguent les unes des autres.

FRANCŒUR.

Si ces maladies sont absolument de la même
nature, et qu'elles n'aient rien qui les distinguent les
unes des autres, pas même de la gastro - entérite
avec laquelle elles sont, selon vous, *unum* et *idem*,
pourquoi l'éruption de la rougeole diffère-t-elle de
celle de la scarlatine, de celle de la variole, et celle-ci,
des deux précédentes ? Pourquoi, au moment de

(1) Examen des doctr. médic., pag. 477 et 478.

l'éruption , la fièvre augmente-t-elle dans ces dernières , et cesse-t-elle dans la variole pour reparaître plus tard ? Pourquoi , dans toutes les gastro-
entérites , plus ou moins intenses , cette éruption ou
toute autre éruption analogue ne se manifeste-t-elle
pas ? Pourquoi les gastro-entérites, proprement dites,
ne sont-elles pas contagieuses comme le sont la variole , la rougeole et peut-être la scarlatine ? Pourquoi
enfin la vaccine , en préservant de la variole , ne
préserve-t-elle pas de toutes les gastro-entérites ?

SANADOU.

Vous croyéz put-être , Monsiur Francur , vous
croyéz put – étre embarrasser les médécins physiologistes , avec tous vos pourquoi......... Hé
bien ! moi, qui né suis encore qu'un âne dans
la médécine physiologique , jé vux vous confondre en quatre mots. D'abord il faut qué vous
sachiéz qué la gastro-entérite , à laquelle vous avéz
trés-improprément donné lé nom dé *scarlatine* , dé
rougeole et dé *variole*, renferme *une vértu irritative*;
laquélle vértu irritative , aprés avoir irrité la membrane muquse gastro-intestinale , va irriter la peau. Si
cette vértu irritative dé l'inflammation gastro-intestinale né fait qu'irriter un tant soit pu la peau, c'est la
scarlatine ; si elle l'irrite davantage , c'est la rougeole ; enfin si elle l'irrite beaucoup plus , c'est la
variole, autrément dit, la pétite vérole. Voilà pourquoi , Monsiur Francur , tous vos raisonnémens
né valent rien.

FRANCŒUR.

Les vôtres sont si bons, que je me garderai bien de les attaquer !

SANADOU.

Jé défie bien qui qué cé soit d'y trouver quelqué chose à rédire.

SANGUISUGA.

Que dirai-je maintenant de la goutte ? « N'est-il » pas absurde d'appeler ainsi une affection qui n'a » point été précédée de phlegmasie articulaire, et » ne l'est-il pas aussi de donner ce nom à celle » qui en a été précédée ? Car, dire que la goutte » s'est portée dans le cerveau , quand la manie » survient à la suite d'une phlegmasie articu- » laire, c'est comme si l'on disait que la ma- » nie s'est portée dans le gros orteil , lorsque la » goutte remplace un accès de délire (1). » D'ail- leurs , le mot *goutte* doit être sévèrement proscrit du langage médical, parce que « ce mot représente un » être que les pauvres malades considèrent comme » le farfadet le plus malin, comme le génie le plus re- » doutable dont on puisse trouver d'exemples dans

______

(1) Examen des doctr. méd., propos. CCXL.

» . toutes les mythologies passées, présentes et fu-
» tures (1). » Pour tout médecin physiologiste « la
» goutte n'est jamais *qu'une forme de phlegmasie*
» *articulaire*, souvent compliquée d'une gastro-en-
» térite chronique qui en modifie la marche et ap-
» pelle l'irritation sur les viscères (2). »

FRANCŒUR.

Si j'ai bien compris toute votre pensée, Monsieur
le professeur, le nom, dans cette maladie, doit
faire beaucoup à la chose.... En effet, maintenant
qu'un goutteux me demande s'il a la goutte, je lui
répondrai : Non, vous avez *une forme de phlegmasie articulaire*, laquelle peut voyager sans absur-
dité dans votre estomac, dans votre cerveau, dans
vos poumons, dans votre cœur, dans vos reins,
enfin partout où bon lui semblera. Il est vrai qu'elle
peut, en passant, allumer une gastrite, une incé-
phalite, une pneumonie, une cardite, une néphrite,
etc., etc. Mais n'allez pas vous effrayer pour cela ;
car ce n'est plus ici *ce malin farfadet, ce génie si
redoutable* auquel autrefois on donnait sottement
le nom de *goutte* Aujourd'hui, grâce à la médecine
physiologique, nous avons délivré l'espèce humaine
de ce terrible fléau, à la place duquel néanmoins

---

(1) Examen des doctr. médic., pag. 510.
(2) Examen des doctr. médic., propos. CCXXXIII.

nous avons été forcés de mettre la *forme de phlegmasie articulaire* qui , en ce moment, vous fait éprouver de si vives douleurs. — Tout cela , Monsieur le professeur , sera sans doute fort consolant pour mon pauvre malade.

SANADOU.

Oh ! Monsiur Francur, comme mainténant vous raisonnez physiologiquément ! C'est un plaisir dé vous entendre. Jé vous lé disais bien qué çà viendrait pétit à pétit.

SANGUISUGA.

Je n'ai plus qu'un mot à vous dire sur la syphilis , maladie que les ontologistes ne manquent pas de nous représenter comme le produit d'une cause particulière et spécifique, d'un *virus*, en un mot ; c'est-à-dire, « d'un être idéal que personne » n'a jamais pu ni voir ni toucher (1). » Pour tout médecin qui n'a pas encore renoncé au sens commun, « la syphilis n'est qu'une irritation qui af- » fecte l'extérieur du corps, et dont on prévient le » développement et l'intensité en l'attaquant, dans » son début , par des antiphlogistiques locaux, » et surtout par des sangsues abondantes (2) ».

----

(1) Voy. le mémoire de M. Desruelles sur le traitement de la syphilis, sans mercure.

(2) Examen des doct. médic., propos. CDV.

FRANCŒUR.

Mais ce virus, tout invisible, tout impalpable qu'il est pour les médecins physiologistes, ne donne-t-il pas des signes assez caractéristiques de sa présence dans le corps humain, par les effets qu'il produit ? Car à quoi attribuerez-vous les blennorrhagies dites virulentes, les chancres, les végétations, les douleurs ostéocopes, les exostoses, etc., etc., si ce n'est à une cause spéciale quelconque, que vous appelerez de tout autre nom, si vous répugnez tant à lui donner celui de virus ?

SANGUISUGA.

Hé ! qu'est-il besoin, Monsieur, d'avoir recours à une cause particulière, puisque l'on peut expliquer, d'une manière toute physiologique, la formation de pareils symptômes ? Ainsi je pourrais vous dire que les blennorrhagies sont occasionées par les excès dans les plaisirs vénériens, par les marches forcées et par la masturbation ; que les chancres ne sont que des excoriations survenues pendant le coït (1) ; que les végétations résultent d'une simple anomalie de la nutrition (2) ; que les dou-

____

(1) Annales de la médecine physiologique, tom. 4, pag. 436 et 440.

(2) Dictionnaire abrégé des sciences méd., tom. 15, pag. 425.

leurs ostéocopes chez les femmes tiennent ordinairement à une suppression des règles ; que les exostoses dépendent quelquefois de la sympathie des organes génitaux avec les os (1) ; mais que, plus souvent encore, elles sont le produit d'une gastro-entérité (2). D'ailleurs l'existence du virus syphilitique
serait-elle prouvée par des faits incontestables, que
nous ne pourrions ni ne voudrions l'admettre ; « car
« l'admission des virus est nuisible, 1.° en ce qu'elle
» empêche de comprendre la théorie de l'irritation ;
» 2.° en ce qu'elle conduit aux spécifiques (3) »

FRANCŒUR.

En effet, Monsieur le professeur, si vous faisiez
tant que de reconnaître l'existence des virus, que
deviendrait la théorie de l'irritation, cette fille aînée
de la doctrine physiologique, pour laquelle tout
le monde sait que vous éprouvez une tendresse vraiment paternelle ? Hélas ! on lui tournerait le dos,
parce que personne ne pourrait plus la *comprendre ;*
les oracles qu'elle rend aujourd'hui, avec tant de clarté,
avec tant de précision, ne seraient plus alors qu'un
verbiage obscur, tout-à-fait inintelligible ; et *le*

---

(1) Archives générales de médecine, tom. 5, pag. 170.
(2) Bulletin de la Société médic. d'émulation, mai 1825,
pag. 143.
(3) Examen des doct. médic., pag. 780 et 781.

chaos , cet amas informe de vérités et d'erreurs (1) ; d'où vous avez si glorieusement tiré le monde médical , serait là tout prêt pour nous engloutir de nouveau.

SANADOU (*joignant les mains et levant les yeux au ciel.*)

Diu nous préserve d'un si grand malhur !!!

FRANCŒUR.

D'autre part , les *virus* nous conduiraient infail-liblement aux remèdes *spécifiques* , c'est-à-dire, aux moyens curatifs qui ont la réputation d'être le plus souvent , mais non toujours efficaces dans certaines maladies. Ainsi l'on verrait encore le mercure guérir le plus souvent les affections syphilitiques , le quinquina emporter les fièvres intermittentes , et , si des moyens curatifs nous passions aux prophylacti-ques, on verrait la vaccine préserver de la variole ; ce qui , *physiologiquement* parlant, serait absurde et même passablement scandaleux. Il est vrai qu'une expérience *physiologique* ayant été faite solennelle-ment pour convaincre les plus incrédules , que du pus pris sur un chancre vénérien et inoculé sur une membrane muqueuse ou sur une plaie , ne pou-vait communiquer qu'un degré d'irritation de plus ou de moins, le courageux athlète qui avait voulu

---

(1) Examen des doctr. médic. , préf. pag. 8.

braver les atteintes de ce prétendu virus, se trouva pris, bientôt après, de symptômes syphilitiques tellement graves, qu'au dire de certaines mauvaises langues, il en mourut (1).... Mais que prouve un fait isolé, un fait unique contre l'opinion de tant de vénérables médecins *physiologistes* qui, s'il le fallait, seraient tous prêts, sans doute, à répéter la même expérience sur leur propre personne, pour la plus grande gloire de la médecine *physiologique?*

SANADOU.

Au nom dé Diu, Monsiur Francur, laissez là votre expérience, car tout lé monde est aujourd'hui plus qué convaincu qué lé virus vénérien n'éxiste pas.

SANGUISUGA.

Quoi qu'il en soit, Messieurs, on ne peut disconvenir que la doctrine *physiologique* n'ait rendu les plus grands services à l'humanité. Oui, c'est la doctrine *physiologique* qui a fait disparaître pour toujours des cadres nosologiques ce long et effrayant cortége de *fièvres* de toutes les formes, de toutes les couleurs ; c'est la doctrine *physiologique* qui seule a

(1) Voyez un exemple fort curieux d'inoculation syphilitique, dans la Gazette de Santé, n.º XXXIV, 1823.

fait justice des divers *typhus* , de la *peste* et de tant d'autres fléaux qui, dans la médecine antique, désolaient le genre humain ; c'est la doctrine *physiologique* qui a annulé tous les *virus* , les *vices* et les *humeurs* qui naguère exerçaient encore de si grands ravages dans les diverses parties de notre corps ; c'est la doctrine *physiologique* qui a réduit la pathologie à sa plus simple expression, en lui donnant le nom d'*irritation ;* c'est enfin la doctrine *physiologique* qui , de toutes les maladies n'en faisant plus qu'une, parvient à les combattre toutes par un seul et même moyen , avantage incalculable pour tous ceux qui veulent exercer l'art de guérir sans rien savoir , sans jamais avoir rien appris, si ce n'est *les vérités immuables* (1) que je vous annonce en ce moment , et quelques pages de ma *physiologie* , laquelle , comme tout le monde le sait aujourd'hui, *est une physiologie éternelle* (2).

« Déjà la population se ressent de l'heureuse in-
» fluence de notre doctrine ; déjà les tables de mor-
» talité ont déposé formellement en sa faveur (3) ; »
car , s'il est vrai de dire que les médecins physiologistes perdent encore *un* malade sur *huit* (4), « il

---

(1) Annales de la médecine physiologique , discours préliminaire.

(2) *Ibid.*

(3) Examen des doctr. médic. préface , pag. 12.

(4) Revue médicale, mars 1827, pag. 461 et suivantes.

» n'est pas moins prouvé, d'autre part, que ceux » qui ne sont pas physiologistes, en perdent *vingt* » *fois davantage* (1) » ; ce qui fait, je crois, un peu plus de deux morts pour chaque malade. Or, je vous le demande, n'est-elle pas prodigieusement bienfaisante, la doctrine qui sait prévenir un pareil résultat ? « Aussi ceux qui la connaissent, n'en par- » lent que pour exprimer leur admiration (2). Il » est donc bien certain que les avantages de la mé- » decine *physiologique* sur l'ancienne, sont immen- » ses, prodigieux (3), » et que tous les médecins jeunes ou vieux, n'importe quels qu'ils soient, doi- vent désormais l'adopter sans restriction, sous peine de se rendre coupables du crime de lèse-humanité.

Hé bien, Messieurs, êtes-vous encore incrédules ? parlez, n'avez-vous pas déjà trouvé dans la *doc-trine physialogique*, la vérité que vous cherchiez!

FRANCŒUR.

Quand même il en serait ainsi, Monsieur le professeur, suffit-il d'avoir trouvé la vérité pour se rendre à elle? Ne vous souvient-il plus d'avoir dit :

---

(1) Voyez la réponse de M. Broussais, à l'article Né-crologique du docteur Bousquet, dans les *Lettres à un médecin de province*, pag. 493 de la première édition.

(2) Annales de la médecine physiologique, tome 4; Annonces bibliographiques, pag. 14.

(3) Voyez la réponse de M. Broussais, citée plus haut.

quelque part , « que ceux qui l'admettent sans exa-
» men , sont indignes de la connaître (1) ? » Je me
propose donc d'examiner avec la plus scrupuleuse
attention , avant de croire tout ce que vous avez eu
la bonté de nous révéler.

SANADOU (*avec emphase*).

Pour quant à moi , Monsiur lé proféssur , dé
méme qué César, pour triompher , disait aux séna-
turs dé Rome : Méssiurs! *jé suis vénu, j'ai vu ,
j'ai vaincu ;* pour triompher aussi , moi jé vous dis :
grand homme ! *JÉ SUIS VENU , JÉ VOUS AI
ENTENDU ,* et *FÉRMÉMENT JÉ VOUS AI CRU.*

*Ici Sanguisuga , dans un transport de joie dont il ne
peut se rendre maître , court embrasser Sanadou ; le serre
vigoureusement entre ses bras , et , tout en lui donnant l'ac-
colade physiologique , il lui dit tout bas à l'oreille :*

*Dignus , dignus es intrare in nostro docto cor-
pore.*

SANADOU (*affectant un air de gravité*).

Mainténant , Monsiur et excélléntissime proféssur
et maître , mainténant qué jé suis entiérément médécin physiologiste , il faut qué jé vous dise qué j'ai
fait cé matin une brillante découverte. Oui , jé suis

----

(1) Journal universel , tom. 8 , pag. 186.

sûr et cértain qué si jé vénais à la publier , on mé
férait pour lé moins une éstatue dé bronze sur lé
Pont-Nuf avec ces *bélles* paroles écrites en léttres
d'or : A l'IMMORTALITÉ !

SANGUISÚGA (*avec empressement*).

Quelle est donc cette découverte ?

SANADOU.

Ah ! Monsiur lé proféssur , quelle est cétte découverte ! C'est qué jé viens dé découvrir lé sécrét dé
né jamais mourir.

SANGUISUGA.

Si cela est , vous devez en rendre hommage à la
doctrine physiologique ; il n'y a qu'elle qui ait pu
vous inspirer en pareille oceasion.

SANADOU.

Jé lé crois minx qué cé qué vous mé lé dites,
Monsiur lé proféssur ; oui jé lé réconnais ici en votre digne et illustre présence : c'est la *doctrine physiologique* qui m'a inspiré et qui m'inspire encore en
cé moment ; à elle sule et à vous, Monsiur, soient
honnur et gloire !

SANGUISUGA.

Oh ! que j'aime à entendre les accens de la re-

connaissance ! la vôtre me paraît sincère , et tout
me porte à croire qu'elle sera durable. Mais vous
devriez , ce me semble, dans l'intérêt de l'humanité , nous faire part de votre découverte , laquelle ,
si j'en crois déjà mon pressentiment , contribuera
pour beaucoup , quoiqu'indirectement , au *triomphe de la médecine physiologique.*

SANADOU.

Puisqué vous mé l'ordonnez , Monsiur lé proféss-
sur , jé vais vous obéir. Cé matin donc en mé lévant ,
jé mé suis mis à lire les *quatre cent soixante-
huit articles dé foi* qué vous avez placés à la téte dé
votre *Examén.* Après les avoir lus et médités bien attentivément , j'ai fermé lé livre , et jé mé suis dit :
il y a bien pour lé moins lés *dix-cinquièmes* dés
malades qui murent dé la gastro - entérite. Alors
il est bien évident qué lé moyen dé n'être jamais
malade , et surtout dé né jamais mourir , doit consister à empécher qué la gastro-entérité né sé forme.
Or , puisqué lés sangsues et la diéte observée *physiologiquément* , s'entend , guérissent infailliblément
la gastro-entérite commençante , à plus forte raison , elles pourront la prévénir , *quand elle n'exis-
téra pas encore.* Par conséquent , jé suis plus qué
convaincu qué , si tout lé monde voulait sé faire appliquer tous les matins , à jùn, cinquante ou soixante
sangsues sur l'éstomac et observer la diéte *physiologique* , c'est-à-dire , sé contenter dé quelques cuil-

lérées d'eau gommée , dans les vingt-quatre hûres ,
et pas davantage ; jé suis , dis-jé , plus qué convaincu qu'alors plus dé gastro-entérites, et par conséquent plus dé morts.

SANGUISUGA.

Cette découverte me paraît en effet éminemment physiologique ; mais je crains bien que l'esprit d'incrédulité qui caractérise notre époque , ne
mette un obstacle invincible à la propagation d'un
si grand bienfait.

SANADOU.

O, çà m'est égal , Monsiur lé proféssur , tout
céla né mé découragéra pas , et , quoi qu'il en soit ,
j'ai à vous dire qué jé vais tout bonnémen appliquer , tous les matins à jûn , cinquante ou soixante
sangsues sur *ma région épigastrique ;* et puis , laissez faire...; quand on vérra qué j'aurai vécu dux
ou trois cents ans, il faudra bien qué tout lé monde
y vienne. C'est alors qué la *médécine physiologique* triomphéra ! Oui, Monsiur lé proféssur , elle
triomphéra..... , et puisse *son triomphe* durer autant
qué mon éternelle vie ! C'est tout lé souhait qué
jé puis faire pour lé plus grand bien dé l'humanité.

FRANCŒUR.

Ainsi soit-il !

FIN.

ESSAI

SUR LA

TONIPHOBIE MÉDICALE.

⸻⸻

Ces absurdités sont si choquantes , si ridicules , si dégradantes pour notre belle profession, leurs conséquences surtout sont tellement nuisibles à la pauvre humanité, que je n'ai pu me résoudre à laisser échapper une occasion d'en dégoûter les médecins qui n'ont pas encore renoncé à rectifier leurs connaissances et à perfectionner leur jugement.

Broussais , *Examen des doctrines médicales* , tom. II , pag. 510.

Synonymie et origine de la Toniphobie.

LA TONIPHOBIE , de φόβος *horreur* et τόνος *ton : horreur des toniques* , est une maladie plus particuliérement connue sous le nom de FOLIE DE L'IRRITATION, *furor irritationis* , et mieux encore sous celui de RAGE PHYSIOLOGIQUE , *rabies physiologica.* Sa première apparition ne date que de l'année 1817 , époque à laquelle un homme justement célèbre , et qui avait déjà acquis des droits incontestables à l'admiration et à la reconnaissance du monde médical , fut pris spontanément de cette terrible affection. Dès lors ceux qui approchèrent le malade avec trop de confiance et sans les précautions convenables, payèrent bien cher leur imprudente témérité : ils devinrent tous *toniphobes.*

Cette maladie est particulière aux médecins. D'abord *endémique* au Val-de-Grâce et dans certains

11

quartiers de Paris, elle se montra bientôt *épidé-mique* dans la plupart de nos départemens sep-tentrionaux, mais elle n'a jamais été que *sporadique* dans le midi de la France. On a remarqué qu'elle ne pouvait pas se développer dans les pays ma-récageux.

Prédispositions et causes occasionelles.

L'inexpérience du jeune âge, le défaut d'instruc-tion, le demi-savoir, le *tædium studii*, une cré-dulité excessive, une confiance aveugle en la parole du maître, l'esprit de système, la manie de vou-loir simplifier les choses les plus compliquées de leur nature, le désir d'acquérir une certaine por-tion de gloire à bon marché ; telles sont les prin-cipales causes qui prédisposent à la toniphonie.

Au nombre des causes occasionelles apprécia-bles, on compte la fréquentation de l'hôpital du Val-de-Grâce et des autres lieux infectés de phy-siologisme ; les *leçons orales de clinique* de M. Broussais ; la lecture superficielle de l'*Examen des doctrines médicales* et de *la Physiologie éternelle* du même auteur ; l'abonnement aux *Annales*, et, en général, l'acquisition des ouvrages qui ont pour but de défendre, perfectionner ou embellir la doc-trine physiologique.

Diagnostic.

Parmi les symptômes caractéristiques de cette maladie, il en est un qui est le plus constant et le plus fortement dessiné : c'est la répugnance, l'aversion, l'horreur que le malade éprouve pour les toniques. L'idée seule d'un médicament excitant le fait frémir. Pour lui le mot *tonique* est synonyme de *poison* (1) ; à ce seul mot le toniphobe entre en fureur ; il mord, il déchire, *rostro et unguibus*, tous ceux qui ont osé prononcer ou écrire ce mot devant lui.

Un moyen sûr de le calmer alors, c'est de lui présenter un nombre considérable de sangsues. A leur aspect, il devient plus tranquille ; bientôt les signes d'une satisfaction inexprimable viennent se peindre sur tous les traits de son visage ; il promène ses regards avec un air de complaisance sur ces insectes qu'il appele du nom de *bienfaisans* ; il parle avec enthousiasme de leur *constante* efficacité dans *toutes* les maladies, et on l'entend former les vœux les plus ardens pour que ce *puissant moyen* soit exclusivement adopté par tous les médecins présens et futurs.

L'idée de l'*irritation* le flatte et l'épouvante tour à tour. Cette idée est dominante chez lui, elle efface toutes les autres, elle le poursuit partout. Rien de plus triste, rien de plus affligeant que le tableau des hallucinations qui viennent frapper ses sens. Il se représente sans cesse l'*irritation* donnant naissance à l'*amour* comme à la *haine* (2), à la

---

(1) Annales de la méd. phys., tom. 3 , pag. 33o.
(2) Physiologie de M. Broussais, pag. 168.

gaîté comme à la *tristesse* (1) , aux *plaisirs* comme aux *douleurs* (2). Tantôt il dit que « c'est l'irrita-
» tion qui , par son *acharnement* sur les viscères où
» elle est fixée , opère insensiblement leur désor-
» ganisation (3); tantôt il affirme que l'estomac ,
» tourmenté par les stimulans , se *débarrasse* de
» l'irritation *en la versant* sur les exhalans et les
» sécréteurs par le moyen des sympathies (4) ,
» et que ces sympathies *ouvrent* ensuite *une porte*
» à la révulsion (5). Bientôt après il voit l'irrita-
» tion , surabondante dans la surface muqueuse des
» intestins , *s'échapper par la tangente* pour aller
» s'établir dans les nerfs musculaires correspou-
» dans (6). » Plus tard il voit encore cette même
irritation « *cheminer* dans l'appareil nerveux des
» viscères , puis se *communiquer* facilement , con-
» tinuellement, et *dans toutes les directions* , entre
» les différentes parties du corps (7). » Son ima-
gination lui représente à chaque instant « des ir-
» ritations morbides qui *résistent* ou qui *cèdent* à
» des irritations médicamenteuses (8). » En un

----

(1) Physiologie de **M.** Broussais, pag. 193.

(2) *Ibid.* , pag. 167.

(3) Examen des doctrines médicales , pag. 537.

(4) *Ibid.* , propos. **CCXIII.**

(5) *Ibid.* , propos. **CDXVII.**

(6) Annales de la méd. phys., citées par la Gazette de santé. n.° IX , 1828.

(7) Examen des doctr. méd. , popos. XVII et LIX.

(8) *Ibid.* , propos. **CDXV.**

mot il ne croit vivre, se mouvoir, penser, jouir,
souffrir, se bien porter, être malade et mourir
que par l'*irritation*.

Au reste, le malheureux toniphobe croit *entendre parler* les viscères ; il se persuade que les
organes souffrans *jettent les hauts cris*, et il va
même jusqu'à écouter les *échos* (1).

S'il vous entend prononcer les mots de *fièvre
intermittente*, il s'écrie : Que la fièvre intermittente
n'est qu'une gastro-entérite périodique ; que cette
gastro-entérite « donne à l'estomac la faculté d'ab-
» sorber des *torrens* d'eau froide ; qu'elle *pousse* le
» sang hors de ses vaisseaux avec une force *épou-
» vantable* ; qu'elle produit des *inondations* san-
« guines dans les poumons et dans le cerveau ;
» qu'elle fait vomir *des flots* de bile et couler
» *des ruisseaux* de sueur ; qu'elle rend le foie
» *énorme*, *remplit* l'estomac et les intestins d'ul-
» cérations, et *inonde* le tissu cellulaire d'une sé-
» rosité qui rend le corps *monstrueux* (2). »

Si vous revenez sur le mot *fièvre*, il vous dira
que vous êtes un ontologiste, un halluciné, qui
voyez dans le corps humain des *êtres imaginaires*,
des *entités factices*, des *génies malfaisans*, et que
tout cela est absurde (3).

---

(1) M. Desruelles, Traité du croup.
(2) Annales de la méd. phys., tom. 3, pag 335 et 336.
(3) Examen des doctr. médic., propos. CDLXIII, CDLXIV
et suiv.

S'il s'aperçoit que ses divagations excitent un instant l'hilarité de ceux qui l'entourent, «pensez-vous», leur dit il, avec un sérieux bien propre à inspirer la compassion, « pensez-vous que le cerveau « *puisse rire* tout seul (1) ? »

Croyez à ma parole ! s'écrie-t-il encore d'un ton d'inspiré, *croyez à ma parole ! car il n'y a que moi qui possède, dans toute sa perfection, l'art si difficile de guérir ;* et pour vous convaincre de *cette vérité*, il vous présentera.... des ouvertures de cadavres (2) !

La toniphobie peut durer plusieurs années avec l'appareil des symptômes que nous venons de décrire, et passer ensuite à l'état chronique. Alors le malade paraît moins violemment tourmenté, mais il conserve toujours la même horreur pour les toniques, et la même prédilection pour les sangsues.

Pronostic.

Les signes qui rendent probable l'incurabilité de la toniphobie, sont le passage de cette maladie à l'état chronique, le défaut de rémittence dans les symptômes pendant la période d'acuité, les envies continuelles et trop prolongées de mordre et de déchirer les autres médecins qui veulent offrir au malade un remède salutaire ; car, quoique dans son délire, le toniphobe nie l'existence des *virus*,

(1) Physiologie de M. Broussais, pag. 227.
(2) Voy. les Annales, tom. 3, pag. 42.

ses paroles et ses écrits n'en sont pas moins empreints d'une *virulence* remarquable. Lorsque la toniphobie aiguë est entée sur une toniphobie chronique, on peut prononcer hardiment que le malade n'en reviendra pas.

Toutefois, ce qu'il y a de rassurant pour l'humanité, c'est que cette maladie n'est incurable que chez un bien petit nombre de personnes. Les fréquentes guérisons opérées, surtout dans ces derniers temps, prouvent d'une manière incontestable la vérité de cette consolante assertion.

Le type intermittent que prend quelquefois la toniphobie, est un signe qui annonce ordinairement un prochain retour à l'état sain. Nous avons vu, entr'autres, deux médecins de province qui avaient contracté la maladie au Val-de-Grâce, pendant un séjour de six mois à Paris, être entièrement libres de symptômes toniphobiques, le dixième, le vingtième et le trentième jours de chaque mois. Pendant ces trois jours seulement, ils employaient, sans crainte, les émétiques, les purgatifs, les toniques et les excitans toutes les fois que l'indication se présentait. Bientôt l'intermittence devint de plus en plus considérable, et la maladie fut complètement dissipée quelques mois après la rentrée de ces médecins dans leurs foyers. — Une instruction solide un esprit observateur et judicieux, un goût décidé pour l'étude de la thérapeutique sont encore autant de circonstances favorables qui rendent la

toniphobie peu dangereuse et en abrègent singulièrement la durée.

Traitement.

Lorsque la toniphobie attaque un médecin ins-
truit, et dont l'esprit jusqu'alors aura été parfaitement sain, on peut sans danger abandonner la maladie à elle-même. Néanmoins, si la guérison se
faisait trop attendre, on conseillerait un abonnement
à la *Gazette de santé*, à la *Revue médicale* et
au *Mémorial de Montpellier*. On prescrirait surtout la lecture attentive et réfléchie des *Lettres à
un médecin de province*; ce dernier ouvrage, re-
gardé avec juste raison comme un excellent moyen
curatif, passe encore pour un puissant prophylac-
tique de la maladie qui nous occupe. On retire-
rait aussi beaucoup de succès d'un voyage dans les
pays marécageux, principalement pendant une épi-
démie de fièvres intermittentes pernicieuses.

Quant aux malades qui, avant d'être atteints de
la toniphobie, s'étaient déjà fait remarquer par de
nombreux travers d'esprit, par leur folle ambition,
par leur excessive crédulité, par leur crasse ignorance, ou, qui pis est, par leur demi-savoir, on
ne saurait rien faire de mieux pour eux et pour
l'humanité, que de loger les uns à Charenton et
d'envoyer les autres à l'Hôpital des incurables.

Fin de l'essai sur de Toniphobie.

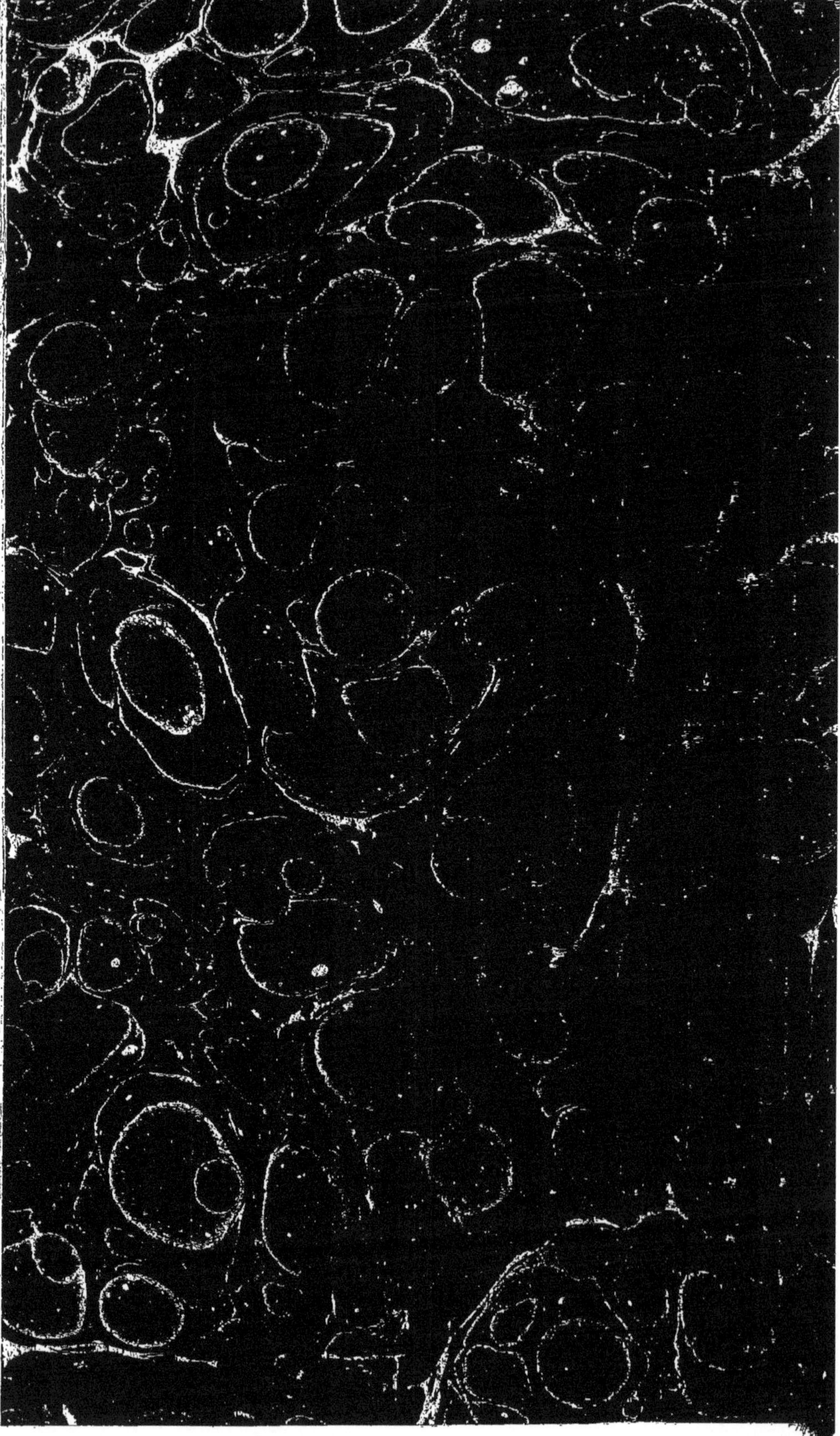

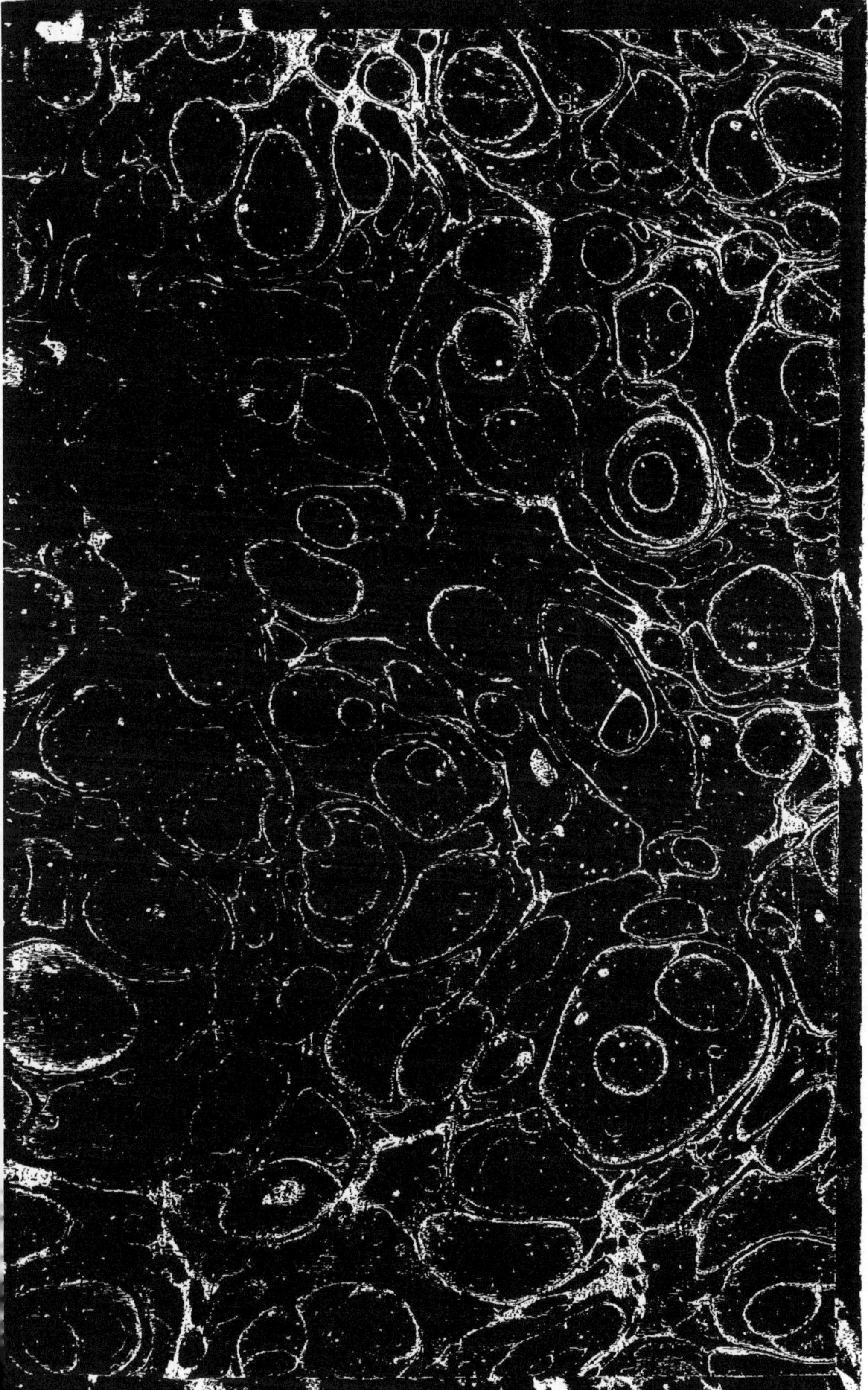

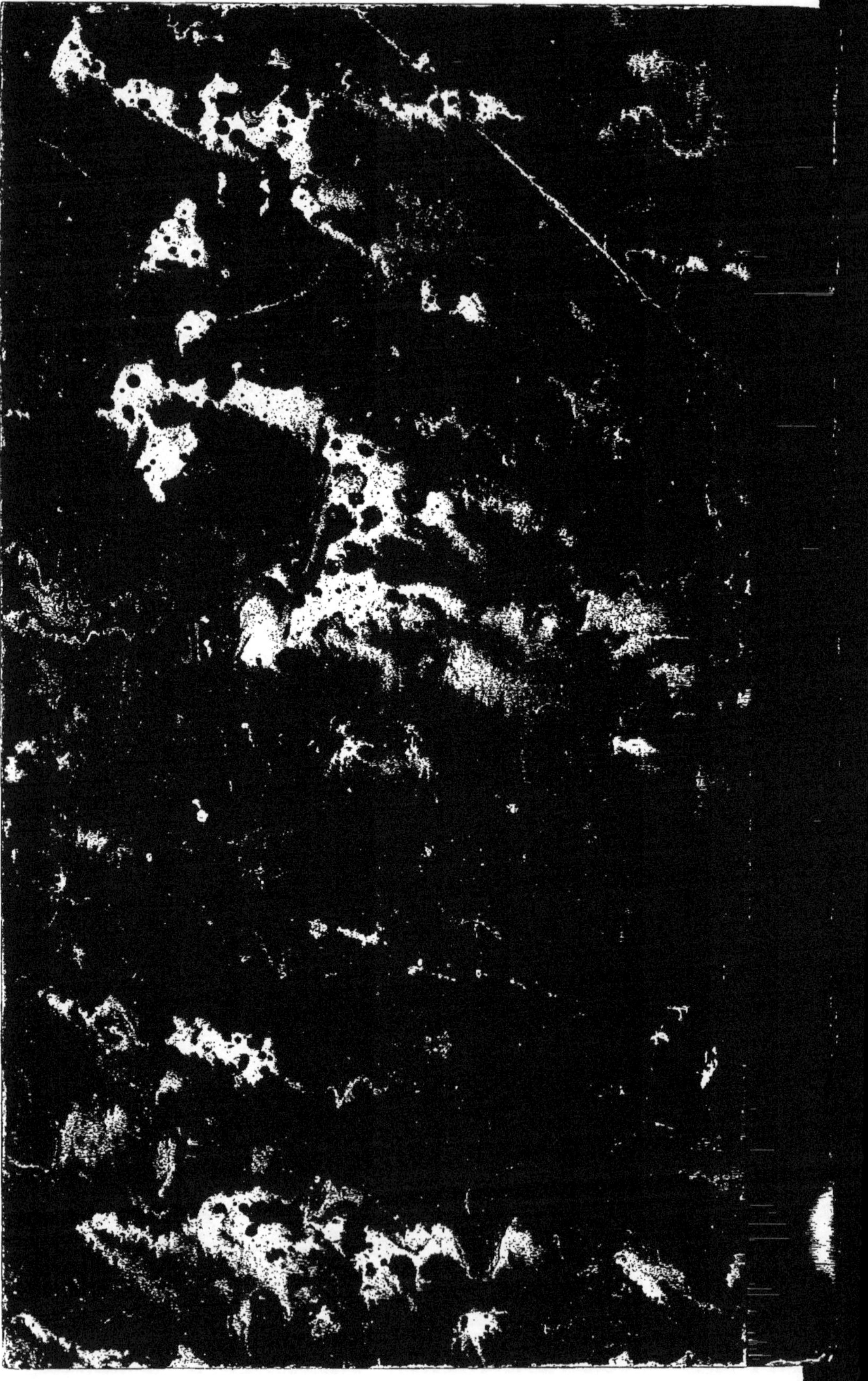

9 782013 616119